治りにくい病気の

漢方治療

アトピー・不妊症・喘息から不定愁訴まで

入江祥史

創元社

治りにくい病気の漢方治療

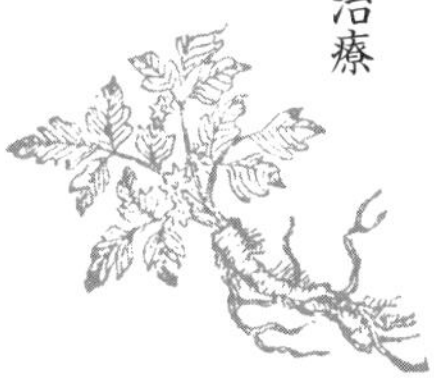

目次

第二部　病気別・漢方治療の実際　083

装丁　濱崎実幸

はじめに

本書を書くまでの経緯

私は、漢方診療に携わっている内科医です。東京の吉祥寺という繁華街にある漢方専門のクリニックに勤務しています。

患者さんを主に漢方で治療するのが仕事ですが、内科の分野だけでなく、実にさまざまな病気を抱えた患者さんがやってこられます。

これらの患者さんは、漢方というマイナーな治療手段を選択された時点で、漢方にかなり興味をお持ちなのですから、漢方に関する知識もたくさん身につけて来られる方が少なくありません。漢方診療では舌やおなかを診ることはもとより、漢方薬の飲み方などについても、よくそこまでご存じだなと思うこともしばしばあります。なかには漢方理論に通じている方もいて、

「私は瘀血《おけつ》体質ですか？」

「虚証ですか？　実証ですか？」

などと、専門用語で話しかけてこられるほどです。

この他には、

「漢方薬は何か月も飲まないと効かないんですよね」

とか、

「漢方でじっくり体質改善したいのです」

などという方、あるいは、

「友人が漢方でがんが治ったらしいので、私もぜひ！」

という方もおられます。

これらの方々は漢方治療にも非常に積極的なのですが、それでもどこかに漢方に対する誤解があると私には思えてなりません。

あるいは、私が処方した漢方薬の説明をしていると、

「お薬の代金はどれくらいかかるのですか？」

「保険は効くのでしょうか？」

と金額の心配をされる方も少なくありません。

その一方で、

「漢方治療ははじめて受けるんですが、漢方薬って何ですか？」

「『煎じる』って何ですか？」

などと漢方に関する知識をまったく持たずに受診される方も見かけます。

「漢方薬を見たことくらいはあるだろう」とか、
「家でおじいさんが煎じているのを見たことはないのかな」
などと私などはついつい思ってしまうのですが、核家族化が進み、文明が進んだ現代では、こういう「昔の常識」が通用しなくなってきています。

このような方々の「なぜ？」「何？」という疑問に、それこそ一から答えるつもりで、前著『はじめての漢方医学――漢方治療と漢方薬のはなし』を二〇〇八年秋に上梓しました。おかげさまで、この本は好評をもって迎えられ、読み終えてから受診される方や、受診時にこの本を持ってこられる方々も散見されるようになりました。

ところで、やはり人間に完璧ということはありえないもので、前著で抜けているところや書き足りないところ、舌足らずなところが発刊後にいくつも見つかりました。まずそこに補足する必要を感じました。

さらに、「はじめての」の名の通り、まったく漢方についてご存じない方に語りかけるつもりで書いた前著ですが、漢方をすでにご存じの方々にも手に取っていただいたようです。これらの方々から、あまり触れていなかった個々の病気の具体的な治療について、特に現代医学で治りにくい病気の治療についてもっと詳しく知りたいというご意見をこれまでに少なからず頂戴しております。これについても追加をする必要を感じました。

これらが、本書を執筆しようと思い立った主なきっかけです。

なぜ今、漢方治療が必要なのか

さて、私は職業柄いろんな学会や研究会に顔を出します。内科医ですから内科関連のものが一番多いのですが、そこでは新しい治療法や検査法の紹介・解説、およびそれらを比較検討した臨床研究データの発表もあれば、長らく不明だった病気の原因がバイオテクノロジーを駆使して発見された、などという基礎研究の成果の発表もあり、まさに最先端の医学の進歩に関する話題が目白押しです。

しかし、その研究の成果が実際の臨床に応用できるようになるのはまだまだ先の話で、現時点でそういう病気に悩む方々には縁のない夢物語にすぎない場合もあります。

そうすると、治療法は未来に手に入るものばかりではなく、既存のものの中にも求めなければなりません。漢方がそれにあたる可能性があります。病気、特に慢性の難病でお困りの方は、血眼になって、藁にもすがる気持ちで治療法を探しておられることでしょう。漢方にそういう病気を治療できる可能性があります。もしそういう可能性がなければ、私はとうの昔に漢方医を辞めていると思います。

そのような病気を抱えて困っている方々に対し「何とかしてあげたい」という思いの強い医師が、続々と「すでに存在する治療手段」である漢方を学びはじめています。私も、微力ながらも「何とかしてあげる」ことに努め、「すでに存在する治療手段」に工夫をこらし、また「何とかしたい」若い医師たちのお手伝いを少しでもできれば、と思って日々をすごしています。

漢方治療は限界を見据えて行う

私が毎日患者さんを診ていてよく思うことがあります。

ひとつは、「あなたは漢方なんかにしがみついていてはだめだ」ということです。漢方は全般に、現代医学に比較すればまだまだ効果が不安定・不確実な場合が多いのです。効果が確実な現代医学で一気に治療にかからないと取り返しのつかないことになるような方が、現代医学は副作用が強いからだとか、自然の力を用いて治したいからという理由で、漢方治療を希望してこられることもあります。私は漢方医だからこそ、漢方が向かない場合も理解しているつもりですから、こういう場合には本人の希望には反するかもしれませんが、漢方ではなく現代医学で治療することを強くすすめています。このことは前著でも口を酸っぱくして力説したつもりです。

その一方で、「よくぞ漢方治療にたどりついてくれた」と思うこともあります。同じ病気の人同士でつくる「患者の会」などに入っている人は、そこで情報交換できるため、漢方がよいという情報がもし得られれば、そしてそれが正しい情報であれば、これは救いになるでしょう。そうではない場合、患者さんは自分で情報を集めるしかありません。書物やインターネットから得た、「自分の病気はどうやら漢方で治せるらしい」という情報を頼りに、漢方外来を受診されています。そういう方々の中には必ず、漢方だからこそ治せたという人が出てきます。現代医学ではさじを投げられたり、埒があかなくなっていたりしても、諦めるのはまだ早いのです。「こんな方法もありますよ」と、教えてあげたいのです。漢方ならばまだ何とかなる可能性があります。私にできるのであればぜひひとも自分で治療してあげたい、私の手に余るならばそれができる医師につないであげたい、と思います。

こう書くと大変語弊があるでしょうが、病気全体を一〇〇とすると、私の感覚では、

現代医学で治せる部分＝六〇％

漢方で治せる部分＝三〇％

くらいではないでしょうか。この考えでいくと、

現代医学・漢方のどちらでも治せる部分＝二〇％

現代医学でなくてはならない部分＝四〇％

漢方でなくてはならない部分＝一〇％

どちらにも歯が立たない部分＝三〇％

くらいということになります（数字はあくまでたとえです）。つまり、現代医学の取りこぼした四〇％のうち、わずか一〇％、あるいはもっと少ないかもしれませんが、漢方で取り返せる可能性があるのです。

本書の目的

本書では、私のポリシーである、

①まず現代医学で検査・診断・治療を

②漢方は現代医学の補助に徹すること

③漢方治療は理論で裏打ちされた正攻法を採れ

を踏まえ、前著の補足や追加をしつつ、個々の病気、特に現代医学で治りにくい病気の具体的な漢方治療について、現時点で一番適切と思われる内容を記載しました。現代医学ではなかなか治しにくく、かつ患者数が比較的多い病気を集めましたが、本書の真の目的は、実は個々の病気の治療法をひとつひとつ示すことではありません。現代医学で治しにくい病気は、漢方でもなかなか治しがたいものです。だからでしょうか、漢方治療ではえてして、「投与したら意外に効いた」的な議論が専門家の集まる学会でも結構出てくるものです。しかし、これだけではまったくの偶然に治療効果が左右されているといわれても仕方がありません。そんな偶然に身を任せるわけにもいきません。やはり漢方理論に基づいたオーソドックスな治療法で進めていくべきです。

漢方では、現代医学では取りつく島のない病気をも、こういう理論に基づいてこういうふうにとらえ治療していくのだということ、そうすれば違ういろいろな病気にも応用が効くのだということ、だから現代医学に無理なケースが治療できることもあるから、諦める前に漢方を試してみてはどうかということを示すこと、などが本書の一番大きな目的です。

読者の方々の忌憚なきご意見をいただければ幸いです。

第一部　漢方の基礎知識

ここでは、漢方ではどんな考え方で診断や治療を進めるのか、漢方が得意とする病気はどんなものか、漢方薬には実際にどんなものがあるのかなど、前著『はじめての漢方医学』のおさらいをしながら、さらには前著に書ききれなかった漢方の基礎知識について、さらに理解を深めていただこうと思います。

第一章　治療にはやはり漢方が必要である

「治る病気」は実は多くはない

みなさんは、病気には何種類ぐらいあるのかご存知ですか。

実は医師である私も知らないのですが、手元にある本には、日常的にみる病気、いわゆるcommon diseaseとして一〇〇〇ほどの病気があげられています。もちろん、もっと分厚い内科学書などには、診たことはもちろんなく、聞いたこともない病名が何千と載っています。ほかの診療科のものも合わせると、無数といってよいほどの病気があるでしょう。しかし、そのうち治療法が確立されているものは意外に少なく、確実に治すことのできる病気はごくわずかなのです。

私は医学部生のころ、三年生のときから解剖学の研究室に出入りして実験をしていました。五年生になったばかりのある日の夕方、はじめての臨床実習と講義を終えて研究室に戻ったところ、すでに医師免許を取得されていた大学院生のS先輩（現在・某大学医学部解剖学教授）が近づいて来られ、会話がはじまりました。

S「臨床の講義には出ずに、こんなところで実験していてええの？」
私「もう今日の講義は終わりましたよ」
S「入江君はやっぱり、臨床医にならずに研究者になるんかなと思うてね」
私「いいえ、ちゃんと医者になります！」
S「そうか（笑）。で、何科に進みたいの？」
私「たぶん内科です。今は内分泌と膠原病に興味があります[*1]」

S「やっぱり研究志向やなあ（笑）」

内科、特に膠原病や内分泌疾患は研究的な要素が強い分野でしたので、先輩にからかわれたわけです。

S「内分泌疾患は『見つけること』がすべてやし、膠原病は治療法のない分野やから、頑張ってな！」

私「膠原病に治療法がないとは、どういうことですか？」

S「膠原病はステロイド[*2]しか治療法がないからなあ。困ったときはステロイドしかないいんや。ステロイドはおそろしいほどよう効くけれど、副作用も多いんや。諸刃の剣やな」

私「ええっ？ そんなものなんですか……」

私は、膠原病にも当然種々の治療法が開発されているものだと勝手に思っていたのですが、実際の臨床ではステロイドを含め、ごく数種類の免疫抑制剤しか治療法がないことを知り、愕然としたのです。その他にも、高血圧、胃がん、統合失調症など、対症療法はあっても根本的に治療することは、その時点の医学レベルではまだまだ不可能だということを知るに至り、「よし、では自分が治療法を開発してやろう」という意気に燃えたものですが、その半面、「完全に治る病気は意外と少ないんだな」という印象を

＊1 内分泌とはホルモンのこと。ホルモンを分泌する器官に異常がある病気を内分泌疾患といいます。バセドウ病、橋本病などの甲状腺疾患、糖尿病などがその代表です。膠原病とは、関節リウマチや全身性エリテマトーデスなどの自己免疫疾患を指します。免疫とは、細菌やウイルスなどを排除するしくみですが、自己免疫疾患は、免疫システムが自分の身体の一部を「非自己」とみなして攻撃することで起こります。いずれも本書の第九章で触れます。

＊2 副腎皮質ホルモンのこと。古くから「免疫抑制剤」としてその効果は知られていましたが、副作用が強く、扱い方の難しい薬のひとつです。

強烈に持ったものです。

似たようなことは、内科講師だったH先輩（現・某大学内科学教授）にもいわれました。

私「内科の治療法は複雑そうですね……」

H「そんなことないわな。今の内科の治療はほとんどが『抑えるだけ』や！」

対症療法しかないとおっしゃるのです。

私「処方とか、ちゃんとできるようになるかなと心配で……」

H「心配せんでもええ。ひとつの薬、一錠からスタートするんや。抑えが効かんかったら、量を増やしていけばええだけや」

もっとも、現在では画期的な治療法が各分野で開発・実用化されつつありますが、それでも何千何万という病気の多くには、まだこれといった治療法がありません。

あるとき、某製薬会社の研究部門長の方とお話しする機会がありました。その会社は降圧薬や糖尿病の薬をつくっていて、これらの薬で血圧や血糖のコントロールをきちんと行えば、患者さんはほぼ天寿を全うできるようになりつつある、そういう社会貢献ができて幸せだとのお話に続いて出た、次の言葉がきわめて印象的でした。

「けれども、どの薬も毎日飲み続けなければならんものばかりです。私もいろいろと飲んでいますが、一錠飲めば治ってしまうような薬をつくりたいですよ。会社は儲からないでしょうけれども（笑）」

病気には五種類ある

さて、無数にある病気ですが、大きく分類するとほぼ次の五種類に分けられるでしょう。

1 放っておいても自然に治る病気

たとえば、軽いかぜをひいたとします。これで医療機関を受診される人もいますが、多くの場合、家で栄養を摂ってただじっと寝ていても数日で治るものです。あるいはおなかをこわした場合でも、軽い食あたりや食べすぎによるものであれば、数回も下痢をすれば自然と治ります。疲れがたまって頭痛が起こった場合は、早めに就寝すれば翌朝には消えているでしょう。何の薬も要りません。もちろん、こういう病気も早い回復を狙って治療することはあります。

2 自然には治りにくいが、治療すれば完治する病気

傷が化膿した場合、適切な抗生物質を服用すれば普通は治ります。汗のかきすぎで脱水を起こしている場合には、点滴などで水分を補給するとこれも普通は治ります。ときに命に関わるものもありますが、適切な治療を受けて治ってしまったら、それ以上の治療は不要です。

以上1、2の病気は、完全に病気前の状態に戻る種類のものです。

③ 放っておくと治らないが、治療によりコントロールが可能な病気

一番多いのは、この病気の患者さんでしょう。これには二通りあります。

(A) 命に関わるもの

何もしなければどんどん悪化してしまうか、その病気自体は変わらなくても、さまざまな合併症が起こってきて命を縮めてしまう病気のことです。高血圧、糖尿病、高脂血症などがこれに入ります。

これらの病気はよくみられるもので、国民の数人に一人が持っています。大半を占めるものは遺伝性といわれており、どんな治療でも完治させるのは難しいといわれています。しかし、普通は血圧や血糖値、コレステロール値は、軽度であれば食事療法や運動療法を適度に行うことで正常化しますので病気の進行は止められますし、そうでない場合でも、身体を正常に保ってくれるようないろんな治療薬が開発されています。

治療を続けることで、治ることはなくても進行を十分コントロールできる病気で、天寿をほぼ全うできるものです。

(B) 直接は命に関わらないもの

あるいは、花粉症（アレルギー性鼻炎）や生理痛（月経痛）、片頭痛のように、ある期間だけ症状が起こるものもあります。高血圧、糖尿病などと違って、こちらは放っておいても特に命に別条はありませんが、生活の質を著しく低下させるものです。今では抗アレルギー剤や鎮痛剤などの対症療法が用意されており、多くの場合コントロールが可能なものです。

4 治療法がない・非常に治りにくい病気

これは大変です。普通は治らない・大変治りにくいものです。治療ができないかあるいは効果に乏しいため、進行性の病気の場合には生命がおびやかされます。あるいは、長期にわたって（またはほぼ一生）そのつらい状態とつきあっていくことになります。

あるいは、本来2、3に分類される病気でも、薬が副作用で使えない場合や、効果に乏しい場合、または適切な手術が何らかの事情で受けられない場合などは、このグループに入ることになります。

5 症状があるが、いくら検査をしても異常が認められないもの

患者さんは、ある症状を訴えて病院に行くことが多いでしょう。そこで普通はいろいろな検査を受けます。しかし、いくら検査をしても異常が見つからない場合があります。こういうケースを現代医学的には不定愁訴と呼びます。医師からは「異常ありません。気のせいですよ」といわれる類のものです。体内では実際に何かが起こっているのかもしれませんが、どう調べても異常としてとらえられないもの、かつ放置しても悪化しないものを指します。

これら五種類の病気のうち、1〜3は現代医学で治療すればよいのです。さて、現代医学で治療することが難しい4、5の病気はどうしますか。

治らない・治りにくい病気を治す——代替医療とは何か

そこで出てくるのが「代替医療」です。代替医療とは、「標準医療」であるところの現代西洋医学と対比したときに用いられる言葉で、現代西洋医学以外の医療体系のことを指します。漢方や鍼灸などの東洋医学も代替医療に含まれることが多いようです。

漢方などの代替医療は、現代西洋医学とはまったく異なる観点から身体、病気を見ますから、おのずと守備範囲も現代西洋医学とは異なってきます。

さて、治療効果や救命率でみれば、総合力で現代西洋医学に勝る医学はないでしょう。頭から血を流している人や、心筋梗塞で倒れている人には現代医学で診断・治療を行うべきで、こういう人にたとえば漢方薬を煎じて飲ませて様子を見ようなどと考える人はまずいないでしょう。

しかし、現代医学とて万能ではありません。なかには、現代医学で治せないものを漢方などの代替医療で

図1-1　各医学には得意分野がある

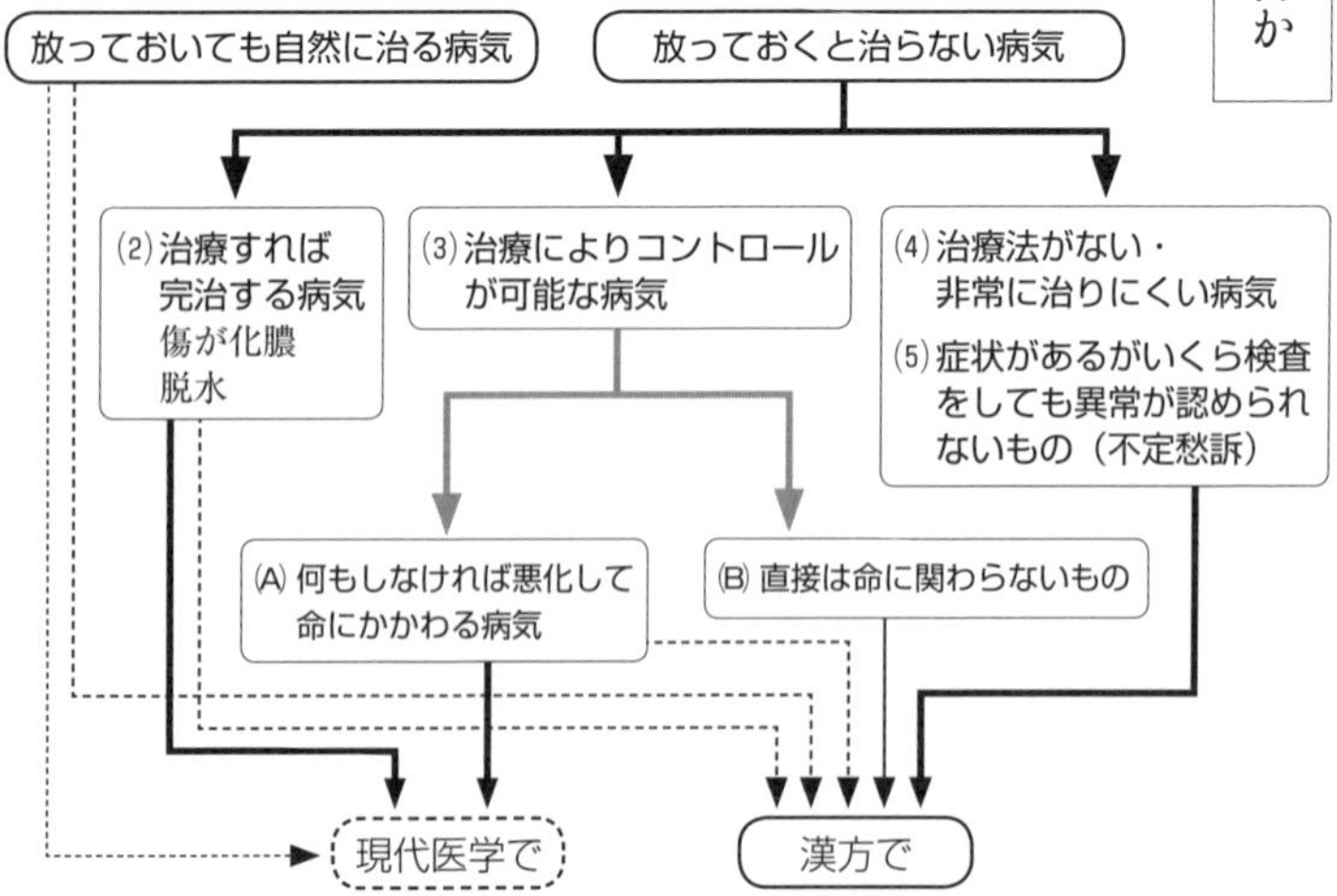

治せる場合だってあるのです[*3]（図1-1）。それでも、いつでも現代医学に戻れる・つなげられるような体制をとっておくことは重要です。

では、現代医学と代替医療、特に漢方とを、どのように使い分ければよいのでしょうか。

現代西洋医学と漢方の使い分け

先の「五つの病気」別にみてみましょう。

1 放っておいても自然に治る病気

漢方外来には、数としては多くはありませんが、1のような病気で受診される方もいます。かぜの治療などは漢方も得意とするところです。この分野では、自己養生以外に特に治療を要しないことも多いのですが、早く治したい場合には漢方治療でも現代医学でも、好きな方法で治せばよいと思います。

＊3 なお、代替医療のうち健康保険が使えるものは東洋医学だけです。漢方のほか、鍼灸、柔道整復などもあります（もちろん、健康保険制度上の制限はありますし、健康保険を取り扱っていない治療所もあります）。それ以外の医療、すなわちアロマセラピー、アーユルヴェーダ、カイロプラクティク、ホメオパシーなどはすべて健康保険適用が認められておらず、自費診療となっています。

② 自然には治りにくいが、治療すれば完治する病気

先に例にあげた脱水症は、放置しておくと命に関わることもあります。ただし、きちんと現代医学的に点滴治療を行えば完治させることが可能です。このような病気には治療法を確実に選ぶことが大事で、脱水症で意識不明になっているような人に漢方治療をすべきではありません。

③ 放っておくと治らないが、治療によりコントロールが可能な病気

(A) 命に関わるもの

この場合、私は通常は漢方のことは頭から外して、現代医学で治療しています。そのほうが確実に効果を出せるからです。「はじめに」でも書いたように、漢方は現代医学に比べて効果がまだまだ不安定・不確実です。たとえば、血圧がとても高い方の場合、漢方で速やかな降圧効果を得ることはまず無理で、漢方でもたもたやっている間にどんどん合併症が進んでしまい、脳卒中を起こしたりしてしまっては元も子もありません。漢方を最初から用いることは考えてはなりません。現代医学を最優先させるべきです。

しかし、副作用などのため現代医学で治療できないものは、漢方治療へ移行します。高血圧などでも、軽い場合は漢方でも治療することがあります。

(B) 直接は命に関わらないもの

これも治療法の確立された現代医学を優先させるべきですが、場合によっては漢方治療も可能です。

④ 治療法がない・非常に治りにくい病気

⑤ 症状があるが、いくら検査をしても異常が認められないもの

これらは現代医学でお手上げなのですから、事実上漢方治療しかありません。

私の外来でも、④のような病気に悩む患者さんは数こそそれほど多くないのですが、毎日何名か混じっておられます。医師であれば、困り果てた患者さんを前にしたら「何とかしてあげたい」と思うのは当然です。こういう場合でも私は、まずはやはり正攻法で、つまり現代医学的に診察するべきだと思っていますし、そうお伝えして現代医学の専門医を紹介することが多いのですが、すでに現代医学の治療は受け尽くし、漢方を最後の頼みにして来られる患者さんもあるでしょう。そういうときは「よし！漢方で頑張ってやってみるか！」と猛然と情熱が燃えあがってくるのです。そもそも私が漢方医になろうと決意したのは、この難病治療を行うためであり、漢方治療の神髄もこういう難病を何とか治療していくところにあると思っています。

実際に漢方外来を受診される患者さんで一番多いのは、⑤の不定愁訴に悩む方です。こういう方々は、現代医学の診察では症状がすべて「気のせい」にされ、せいぜい抗不安薬などが処方される程度です。それでも改善すればまだよいのですが、大概はほとんど変化がなく、病院でも適当にお茶を濁されて終わり、という場合が多いようです。もっとも一般の医師のほうでも、異常が見られないものは突っ込んだ治療のしようがないわけで、患者さんの訴えを聞かされるばかりで、どうにも手の施しようがないというのが実情でしょう。こういう患者さんには、健康保険で治療ができる漢方は朗報です。

⑥ 健康維持・美容

病気は先にあげた五種類ですが、漢方外来には、こうした健康維持・美容を目的とする人たちも訪れることがあります。「病気ではないが、健康法として漢方薬を取り入れたい」「がんにならないよう漢方で予防したい」というのです。考え方自体はよいと思いますが、いずれも診療とはいえないので、残念ながらわが国の健康保険では対象として認められません。すべて自費（診療）扱いになります。

また、「お肌にいいから」「美容のため」などという目的で「受診」される方もおられます。漢方が効果を示す場合もあるのでしょうが、もちろん健康保険は使えません。本書でも趣旨が違いますので扱いません。

「何でも漢方で」というのは間違い

繰り返しますが、病気全体を平均して、治療効果で現代西洋医学に勝るものはありません。漢方の治療成績なんて知れたものです。正直なところ、効かないことも多いのです。病気の種類によってはほとんど無力なこともあります。漢方医の私がいうのですから間違いないと思っていただいて構いません。

しかし、漢方の効果は決してゼロではありません。「漢方なんかどうせ全然効かないんだろう」などといわれると、「まずトライしてみてからいってくれ！」とこちらが憤慨してしまうこともあるくらいです。現代医学がさじを投げたものが、漢方で治ることもあります。場合によっては、驚異的な治療効果を発揮することがあり、「まるで魔法だ！」とおっしゃる方もおられますし、そのような効果を上げられたときには本当に医師冥利に尽きます。

当たり前のことなのですが、漢方は魔法でもなければインチキでもありません。現代医学とは別の理論を持つ医療体系です。それに合うものには絶大な効果を発揮しますし、合わないものには歯が立たないというだけです。

本書を通じて、現代医学で治らないケースを漢方という方法で救えるケースもあること、またそれはどういう場合に可能なのか、漢方はどういう場合に用いるべきなのか、どういう場合は対象とならないのかについても、ぜひ理解を深めていただきたいと思います。

第二章　漢方の診察と理論

漢方医の診察は、普通の医師のそれとは異なります。前著『はじめての漢方医学』で診察方法についてはお示ししましたが、ここでは少しそのおさらいをしておきます。

四診とは

漢方の診察方法には大きく分けて四通りあるのでした（望診《ぼうしん》・聞診《ぶんしん》・問診《もんしん》・切診《せっしん》）。漢方では、血液検査もレントゲン写真もない大昔の時代に、医師の五感のみを駆使して患者を診る体系ができあがり、現在までほぼそのまま続いているのです。それぞれはきわめて原始的で大雑把な印象がありますが、逆に見落としやはずれが少なく、四つを合わせることでかなり病気を絞り込んで把握することができます。

望診

患者さんの顔色、表情、体形、骨格、姿勢、髪の状態、眼、耳、鼻、皮膚の様子、歩行状態などを視て診断する方法です。「勢い」「元気のよさ」などがわかり、さらに

図2-1　望診

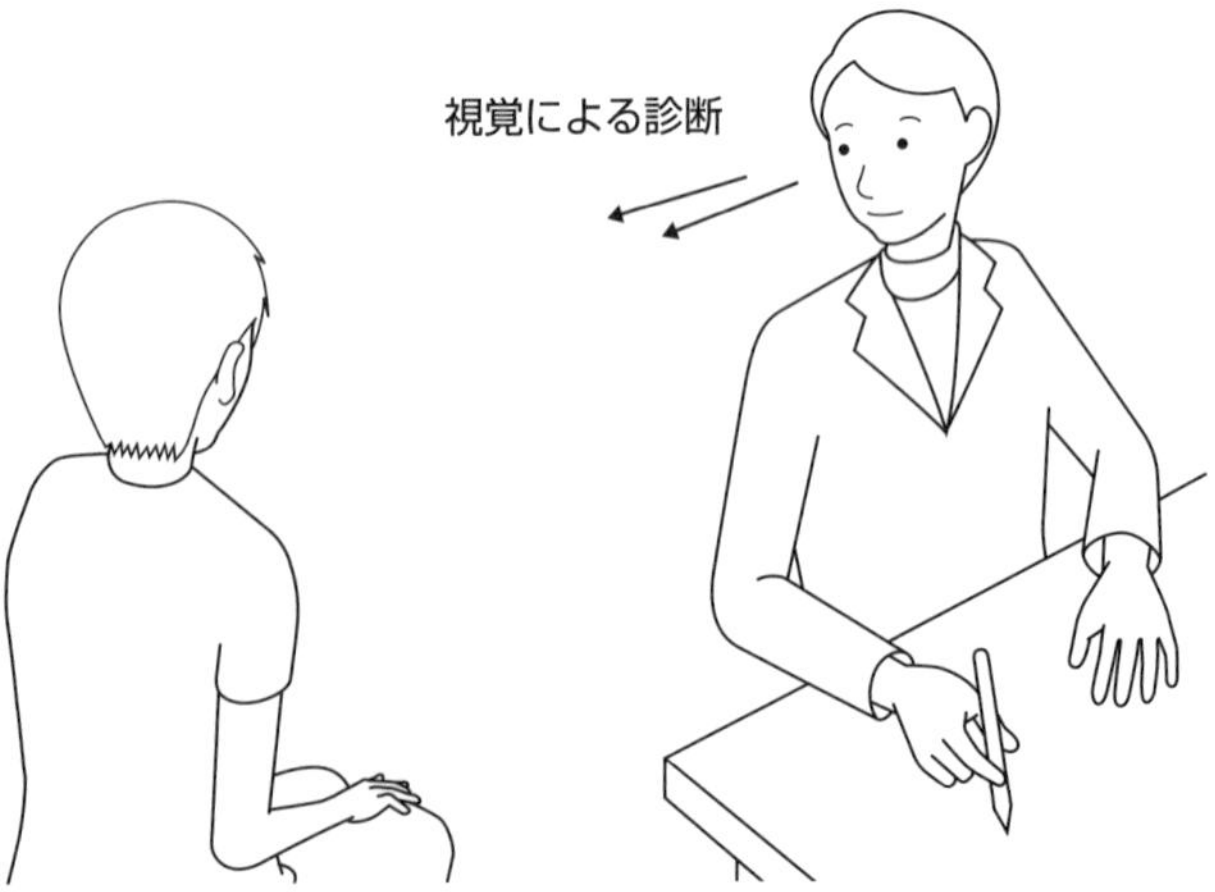

病気の所在と病状がある程度つかめます。

舌診

舌診《ぜっしん》は望診の一部ですが、漢方では診断を大きく左右します。舌の色、形状、大きさ、苔（舌《ぜっ》苔《たい》）の状態、および動きなどを診て、病気の勢い、熱の具合、エネルギー（気）の不足、血の循環などについて診断します。また、舌の裏側の静脈の太さ、色、くねり具合などを診て、全身の血流の状態を推定します。

聞診

患者さんの声の高低、強さ、太さ、勢い、話し方、咳やおなかの鳴る音などで、大まかな状態がつかめます。また、口臭、便や尿の臭いも診断につなげます。

図2-2 舌診

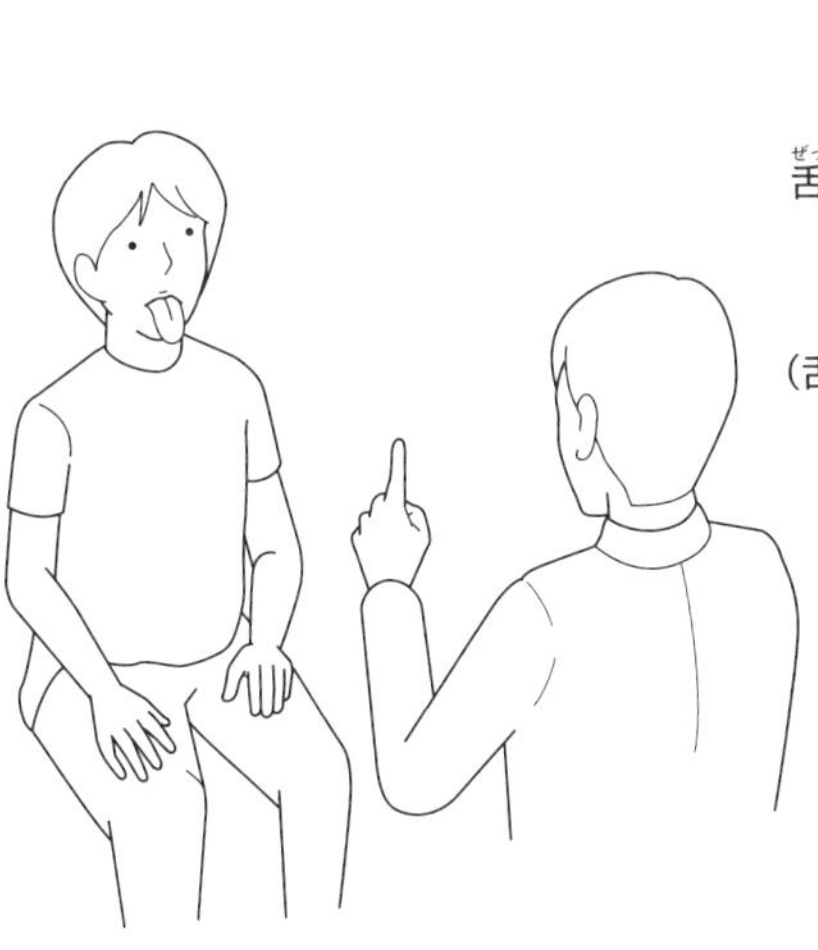

舌の部位と臓腑の相関図

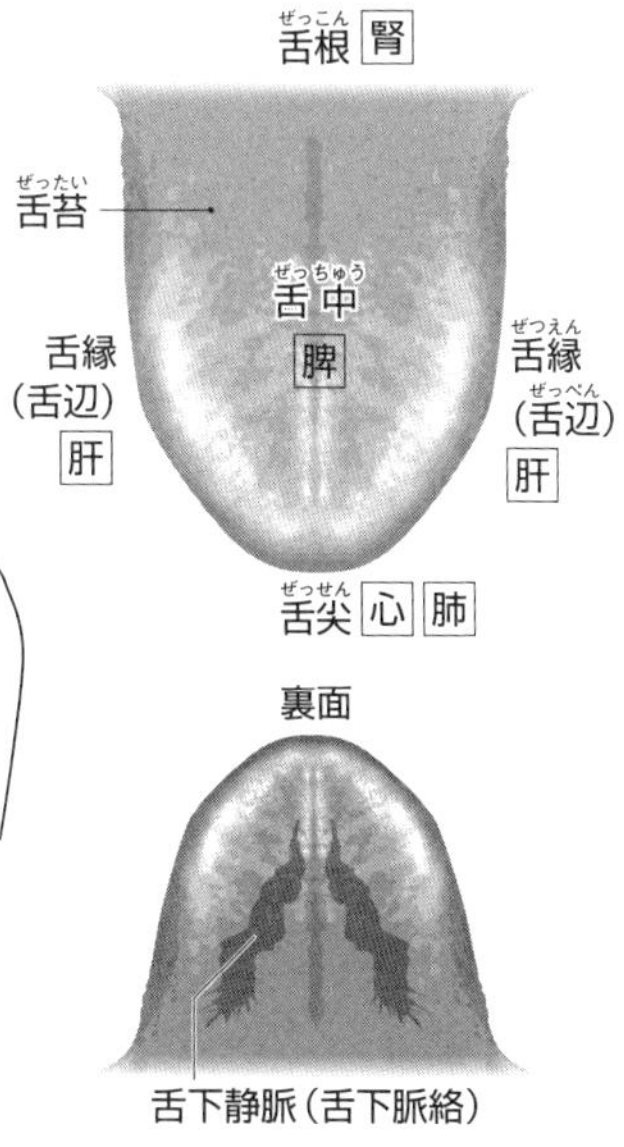

問診

漢方ではこれが最も大事です。一見病気と関連のなさそうなことが、診断や治療の鍵を握っていることもあります。また、聞き漏らしをなくし時間を節約するため、問診票を使うこともあります。問診表では、字の勢いや筆圧、回答が丁寧か雑か、などから患者さんの状態を把握することもできます。

切診

医師が患者さんの身体に触って診察することです。脈を診る脈診《みゃくしん》と、おなかを診る腹診《ふくしん》に特徴があります。

脈診

脈診は、医師が人差し指、中指、薬指を用いて患者さんの手首を握りしめるような形で必ず左右同時に行います。脈の打つ位置の深浅、勢い、硬さなどを見分け、病気の存在部位、および病気や身体の勢い、エネルギー（気）や血液の流れ具合、量、水分の過不足などを見分けていきます。

図2-3　脈診

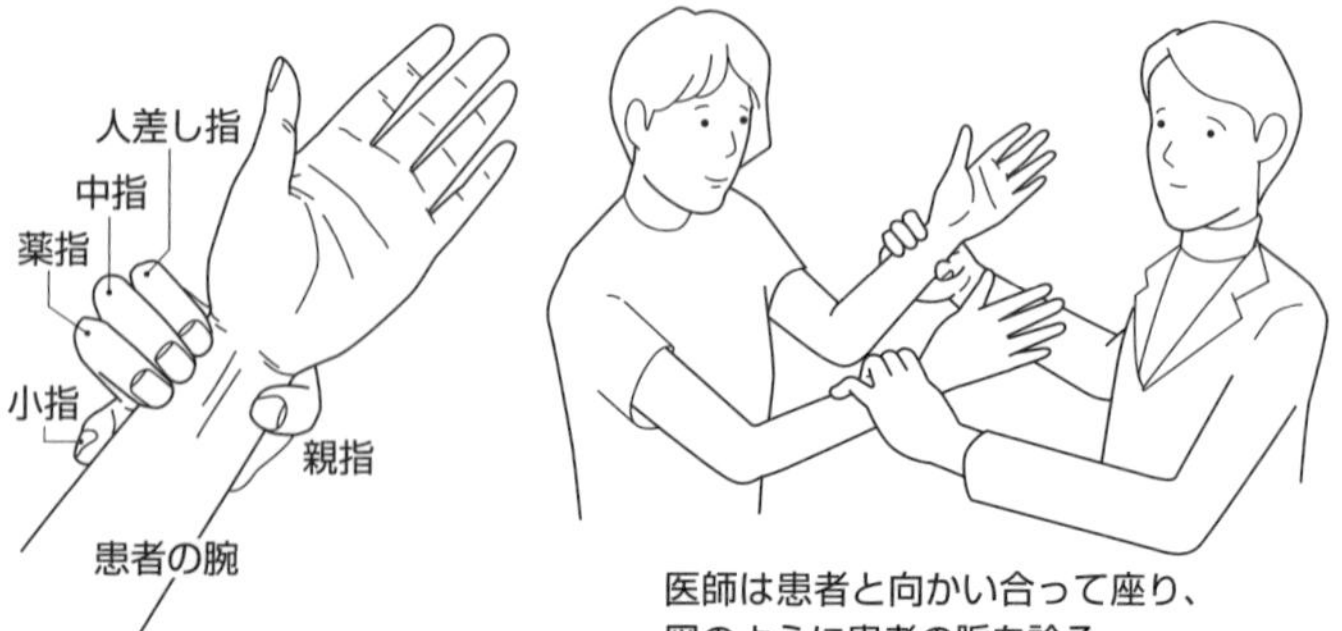
図のように患者の脈を診る

腹診

漢方には、病気はおなかに反映されるという考えがありますので、よくおなかを診ます。腹診では、医師が患者さんのおなかを押し、痛み、不快感などが生じる場所によって診断を決定します。ときにおなかの状態だけで処方する漢方薬を決める医師もおられます。腹診を重視する医師は日本漢方派に多く、中国医学派（中医学派）は脈を重視する傾向があります。

以上、漢方の診断方法およびそれで何を知るのかについて簡単に述べました。具体的には第二部の各病気の項で説明を加えていきます。より詳しく専門的にお知りになりたい方は、拙著『漢方・中医学講座　診断編』（医歯薬出版）をご参照ください。

図2-4　腹診

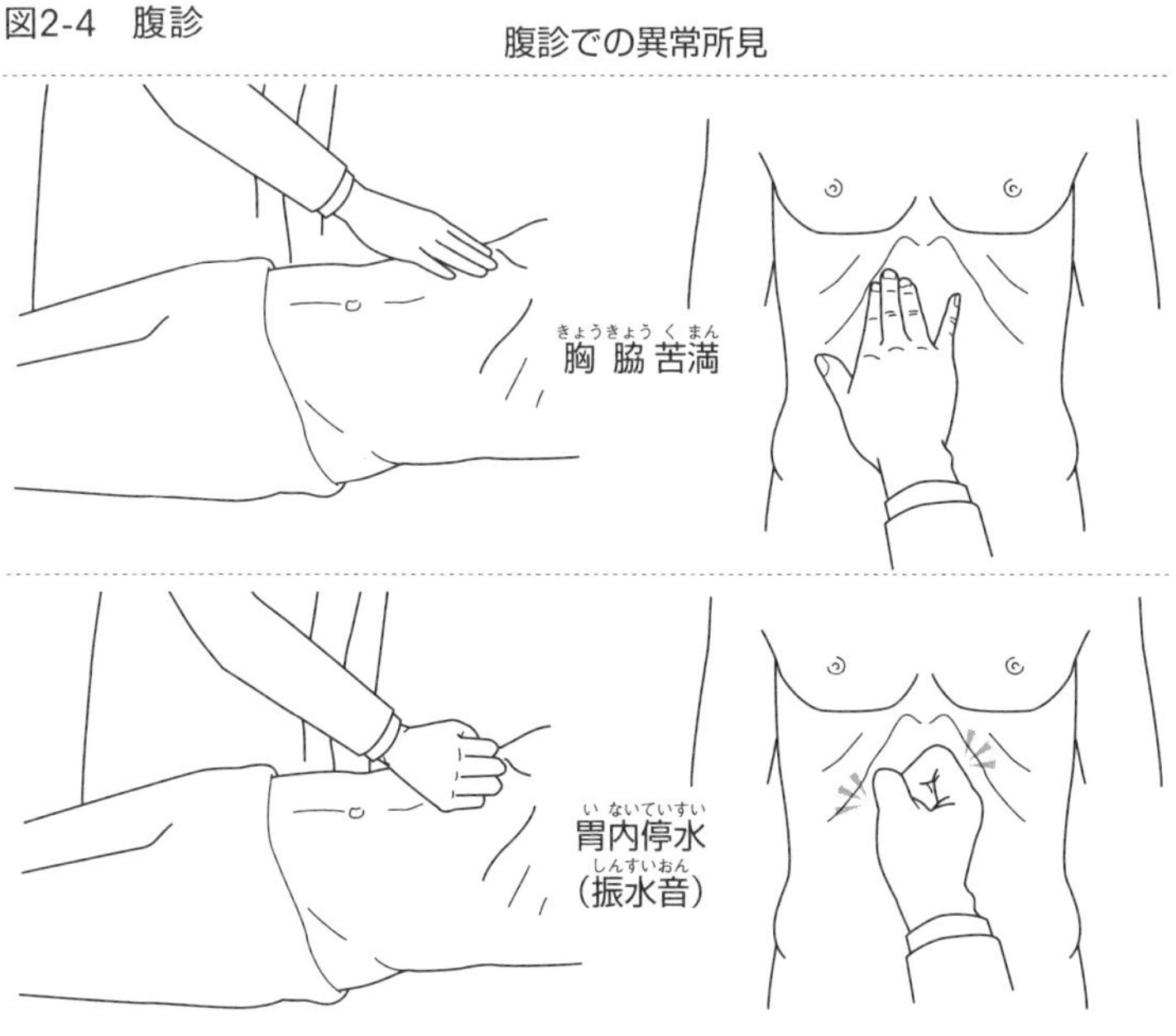

診断を支える漢方理論

右のような診察法で得られた各所見は、バラバラで各々独立しているのではありません。何らかのつながりがあります。そのつながりを探し当てて、結局どこがどのように病んでいるのかをつきとめるのが漢方の診断です。これを踏まえて、どこをどのように治すのかというのが漢方の治療です。当然ですが、正しい診断の下にはじめて正しい治療が来るわけです。正しい診断なしに治療するのはまさに〝当てずっぽう〟というわけです。〝当てずっぽう〟が言いすぎとすれば、〝経験だけに従う治療〟といえるでしょう。当たる率は低くなります。

そこで、正しい診断を支える各所見のつながり、言い換えれば、どこがどのように病んでいるのかを知るためには、まず正常な身体はどうなっているのかを知り、続いて、正常な状態がどう変化して病気になっているのかを理解する必要があります。

なお、本書は医学の教科書ではありませんので、説明は必要最小限にとどめています。

身体をつくる三要素——気・血・水

現代医学では、身体を構成するものにはまず細胞があり、それがつくるたんぱく質、糖分、液体などがありますが、漢方では身体を構成するものを気《き》・血《けつ》・水《すい》と呼ばれる三種類のものに分けて考えます。

気

「気」は眼に見えないので、その概念はとらえにくいのですが、一言でいえば動力・エネルギーのようなものです。

血

これはほぼ血液のことと考えてもよいのですが、漢方では「血」といえば血液の流れをも含みます。

水

漢方で「水」というのは、身体の中の液体部分、水分と考えておいてよいでしょう。中医学では「津液《しんえき》」といいます。

気・血・水の三要素のバランスが崩れると病気になります。漢方では、気・血・水それぞれの量の不足を「虚」、全身的および局所的な過剰を「実」と表現します。気・血・水の不足あるいは過剰（虚実）が病気の本質です。表にまとめましたので一気に理解してしまいましょう。

図2-5　気・血・水

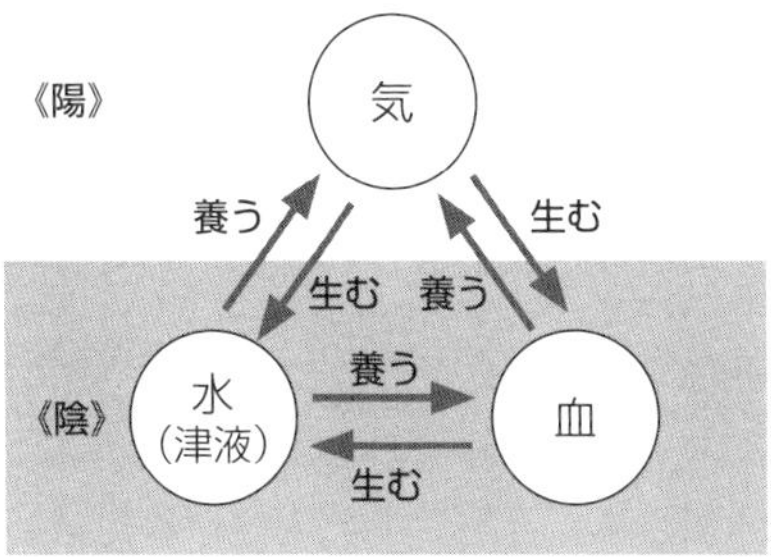

表2-1　気・血・水の過不足

どの要素の異常か	不足	過剰
気の異常	**気虚《ききょ》**　気の量的な不足です。声も小さく張りがなく、顔色も悪く、元気が出ない、気力がない、身体がだるい、疲れやすい、食欲・意欲がない、眠気などの症状を訴えます。脈に力がありません。	**気鬱《きうつ》・気滞《きたい》**　気の流れが滞っている状態です。頭が重い、のどが詰まる、胸苦しい、不眠、四肢がだるいなどの症状を訴えます。 **気逆《きぎゃく》**　気は普通、身体の上部から下部へ流れていくものですが、これが逆流する状態です。頭に血がのぼる、のぼせる、頭痛、頭に汗をかく、動悸、ゲップ、不安、焦燥感などの症状を訴えます。
血の異常	**血虚《けっきょ》**　血の量的な不足です。けがなどによる出血、女性では生理による出血で起こります。爪がもろい、髪が抜ける、集中力低下、こむら返り、過少月経、貧血、皮膚のかさつき、白髪などの症状があります。舌を診ると色が薄く、ときに萎縮しています。	**瘀血《おけつ》**　血の流れが、打撲、冷えなど何らかの原因で悪くなり渋滞した状態です。唇や舌の色が暗赤色になり、皮膚の色素沈着、静脈瘤、眼の下の隈、痔、月経異常などの症状を呈します。腹診でへその周囲を押さえるとしこりに触れ、鈍痛があります。
水の異常	**乾燥（津液不足）**　水が不足する場合、いわゆる脱水傾向です。カラカラにのどが渇きます。舌の苔はほとんどなく、乾いています。	**水滞《すいたい》（津液過多）**　水の過剰・偏在です。むくみをきたし、頭痛やめまい、立ちくらみ、乗り物酔い、吐き気などを起こし、尿が出にくくなり、下痢したりします。舌は腫れぼったい場合が多いようです。病的な水がたまった場合、これを痰《たん》飲《いん》、または合わせて痰飲と呼んでいます。

病気の所在と性質

漢方では、病気がどこにあるか、その所在を表す言葉や、どのような性質を持つ病気なのか、病気に対する患者さんの反応を表す言葉などがいくつもあります。ここでは有名な「八綱《はっこう》」について説明します。

虚・実

気・血・水のいずれかの不足を「虚」というのでした（例：気虚、血虚）。この考え方を広げて、病気になったときにこれを跳ね返す力が虚弱（虚）か強い（実）かと表現することが漢方ではよくあるのです。虚実は望診だけでもかなり正確に判定できますが、さらに脈やおなかを診て確定します。すなわち、抵抗力が弱そうで病気になりやすそうな人を虚証《きょしょう》、それとは逆にいかにも丈夫そうな人を実証《じっしょう》と呼ぶのです。むしろ日本漢方ではこちらの言い方が一般的です。

しかし原義からみれば、虚証とは気虚の状態のことで

図2-6　八綱

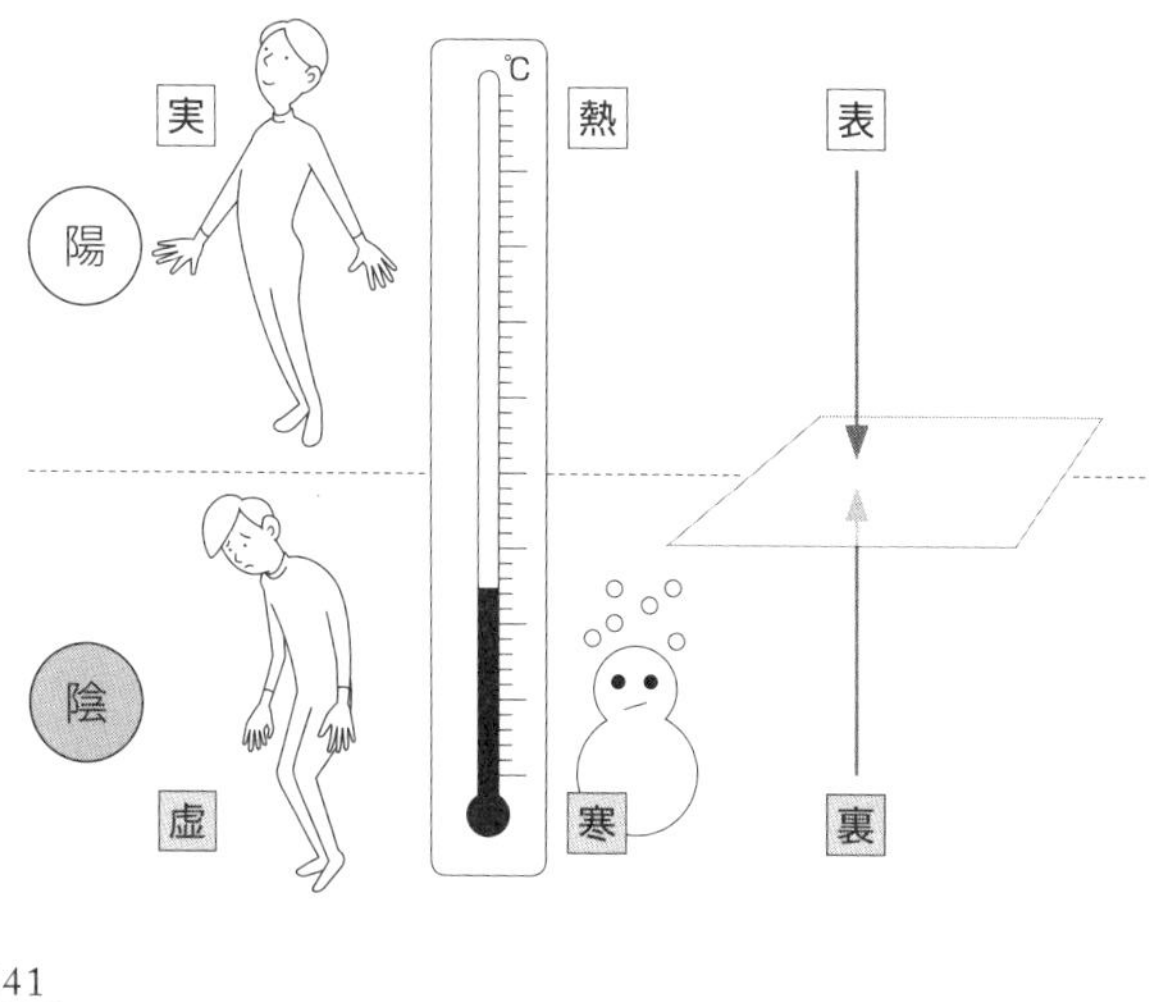

あり、実証とは気が充実している健康な状態を指すことになります。気が充実しているからこそ、病気を跳ね返す力が強いのです。

寒・熱

これは実際の体温の高低をいっているのではなく、患者さんが感じる寒さ・熱さ、言い換えれば体内にある病気の性質を指しているのです。ですから、たとえばかぜの初期にブルブルと身体が震えて高熱が出ますが、このときはたとえ体温が高くても「寒」にやられたと考えます。逆に、はじめから身体が熱く感じるのであれば「熱」にやられたと考えるわけです。

表・裏

身体のどのあたりが病んでいるのか、その体表からの深さについての概念です。表とは身体の表面に近い部分、裏とは身体の内部、と思っておいてよいでしょう。

これら虚実・寒熱・表裏が組み合わさり、二×二×二＝八通りの病態ができあがります。身体のどのあたりがどういうふうに病んでいるか、についての一番基本的な情報がこれで得られます。

陰陽とは

東洋思想では、万物を二つのものの対立概念としてとらえます。漢方ももちろん東洋思想の流れを汲むので、この二項対立の考え方が随所に出てきます。その大きなものが陰陽の概念です。詳しくは他書に譲りますが、動的・エネルギー的なものを「陽」、静的・物質的なものを「陰」に分類します。たとえば、気・血・水でいえば、気は陽に、血や水は陰に、それぞれ分類されます。また、八綱のところで出た、実・熱・表は陽に、虚・寒・裏は陰に、それぞれ分類されます。

身体の機能分類――臓腑

漢方でおそらく最も難しい概念がこれです。そのため、前著『はじめての漢方医学』ではあえて軽く流したのですが、ここでは少しまとめて紹介しましょう。

漢方では、人体のさまざまな機能を五つの臓《ぞう》と六つの腑《ふ》とに分けて考えます。肝、腎などという名称がついていますが、これはあくまでも機能面だけをとらえた概念で、それぞれ肝臓、腎臓などという現代の臓器とは直接関係がないことに注意してください。胃や小腸などの腑も同じです。

臓腑は、気・血・水とは独立した概念です。臓と腑とは以下の表2-2に示すように対（腑が表で臓が裏）になっており、深いつながりがあります。

また、各臓は相互作用を及ぼし合うものです（図2-7）。これは相生《そうせい》・相克《そうこく》理論といわれています。

表2-2 臓腑の機能と表裏関係

臓	機能	関連する腑	その働き
肝《かん》	全身の気血の流れを調節し、特に精神状態を正常に保つ。血を蓄え、全身の血の流量を調節する。	胆《たん》	胆汁を貯蔵・排泄するほか、精神機能の一部を担う。
心《しん》	血流ポンプとして血を全身へ運び届ける。特に意識を正常に保ち、味覚と音声を調節する。	小腸《しょうちょう》	胃から運ばれてくる栄養分とカスを分別する。カスをさらに大便と尿とに分ける。
脾《ひ》	飲食物を吸収し、気・血・津液を生成させ、全身へ栄養を送る。	胃《い》	飲食物を受け入れ、消化し、下降させ小腸へ送る。
肺《はい》	自然の気を吸入し、汚れた気を排出する。発汗を調節する。	大腸《だいちょう》	食べ物のカスを排泄する。
腎《じん》	発育・成長・生殖を調節する。水分を調節する。	膀胱《ぼうこう》	尿を蓄え排泄する。
(心包《しんぽう》)	心を包み込んで保護する。もともと臓ではないが、三焦の裏に相当するものがないため、あえてつくられた。	三焦《さんしょう》	上焦《じょうしょう》・中焦《ちゅうしょう》・下焦《げしょう》の三つの「焦」に分かれ、それぞれ身体の上・中・下部の気・津液の通路となる。

相生・相克理論

図2-7は時計回りに見ますが、たとえば「肝」は「心」を生み、「心」は「脾」を生み、「脾」は……とめぐり、「腎」は「肝」を生みます。つまり、どの臓にも「母」があり「子」があることになります。

これが相生理論です。「母」の病気は「子」に伝わりますから、「子」の病気を治すには「子」だけでなく「母」をも治療するのです。また、「母」をしっかり治療しておけば「子」は発病しないことにもなります。

相克理論とは、「肝」は「脾」を牽制し、「脾」は「腎」を牽制し……とめぐって、「肺」は「肝」を牽制するというものです。どれかひとつの臓の働きが突出しないように、相互に牽制し制御しあっているという考え方です。

この相生・相克関係の乱れが病気であり、相生・相克理論をうまく運用することで漢方治療を行います。これについては第二部の各病気の項で詳述します。ここでは各臓の大まかな役割と、各々が相互に関連し合うということを理解していただければ結構です。

図2-7　相生・相克

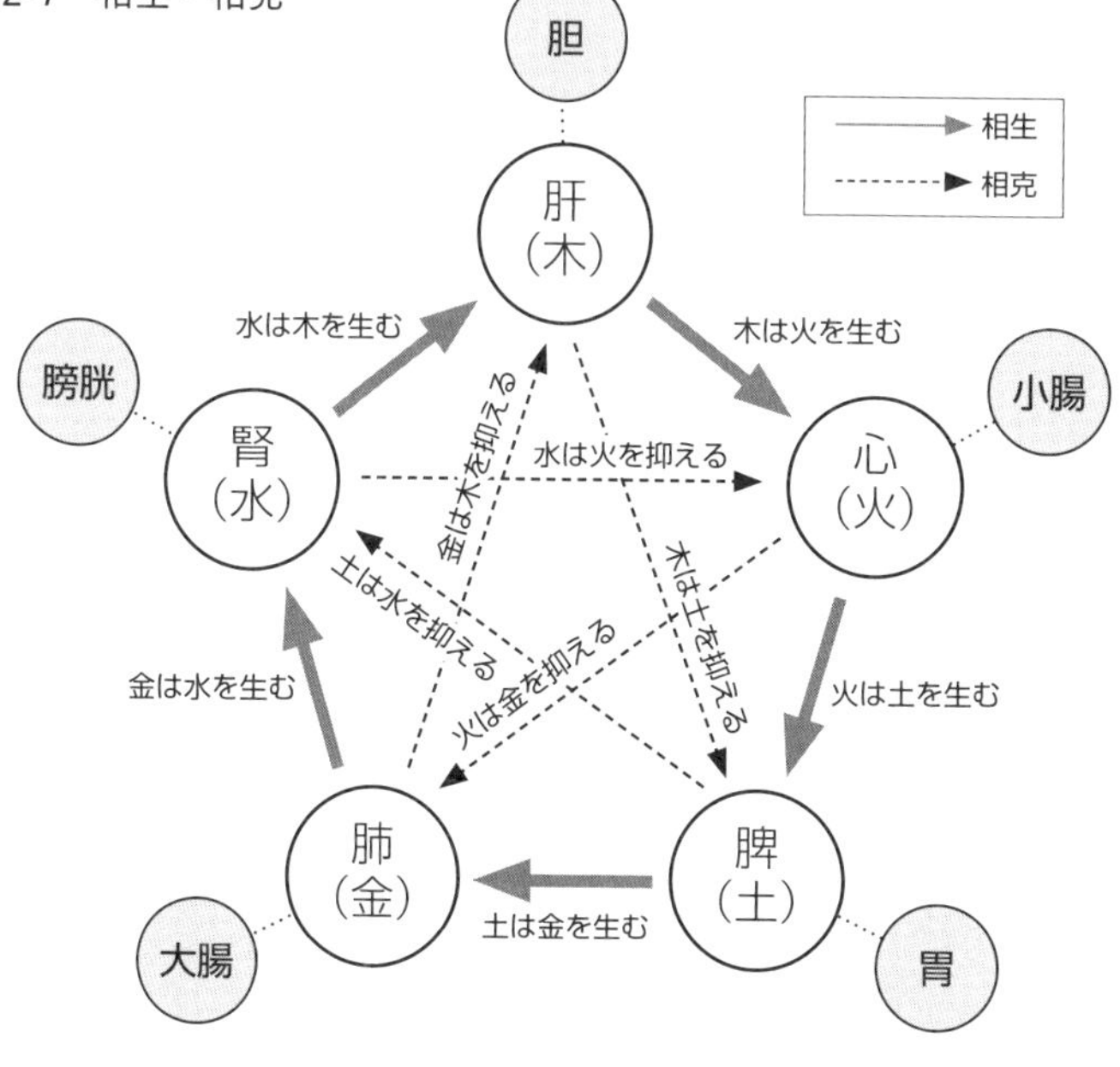

漢方理論の弱さ

漢方理論は、大昔に完成されたものですから、現代医学の理論と比べて荒削りなのは当然で、仕方がありません。しかし、ほとんどの部分は現代でも通用するものです。現代医療とて一〇〇%治せるわけではありませんから、漢方で補うことが大事になってくるのです。漢方治療をやるときは漢方理論で行い、現代医療をやるときは現代の理論で行えばよいのです。

この他、病気がどのような原因で発生し、どのように展開していくのかについても、漢方では理論的に分類されています。あるいはそれをどういう薬でどう治療していくかにも理論があります。本書ではこのあたりのまとまった説明は省略し、必要なものについてのみ各論で触れるにとどめています。詳しくお知りになりたい方は、拙著『漢方・中医学講座　基礎理論編』『同　治療編』(医歯薬出版)をご参照ください。

漢方治療の理論

これはデータ量が多いので、話しはじめれば前掲のような本になるのですが、治療原則を一言でいうと、〝元の状態に戻す〟ということです。

元の状態とは、身体のすべての機能が順調に働き、気血の流れもスムーズな状態です。これが何らかのきっかけで破綻するのが病気です。どこがどのように破綻しているのか、その原因は何か、ということを明確にするのが診断、それを是正するのが治療です。たとえば、木が栄養不足で北のほうへ倒れたとすれば、不足した栄養を補い、南のほうへ力を加えて立て直すようなものです。気が不足する気虚と判断すれば気を補う（補気《ほき》という）、血の流れが悪い瘀血だと判断すれば血の流れをよくする（活血《かっけつ》という）のです。個々の治療については、のちほどご紹介します。

第三章　漢方薬について

実際に用いられる漢方薬について、ある程度まとまった知識を得ておくのもよいことだと思います。ところで、漢方薬とはそもそもどういうものなのか、それぞれの具体的な漢方薬の話に移る前に、前著『はじめての漢方医学』の復習も兼ねてここでまとめてみます。

漢方薬は何からできているか

漢方薬は生薬《しょうやく》からできています。

生薬は自然に存在する薬のことで、草根木皮が主です。薬として何らかの作用がある特定の植物に限られます。実際にはそのままで用いることは少なく、乾燥あるいは加熱処理などの加工を施して用いられることがほとんどです。生薬については国の基準（日本薬局方《にほんやっきょくほう》＝局方）で細かく規定されています。

生薬のわが国の自給率は、全体でわずか一〇％程度しかなく、中国、タイ、インド等のアジア諸国からの輸入に頼っているのが現状です。その多くは山野に自生しているものを採集しています。生薬は栽培するのが難しいものも多く、野菜などとは違って、収穫するまでにも時間がかかります。また、生薬農業労働者が高齢化し、若い人は「よりお金になる」ほかの産業へ職種転換したりしており、この傾向が続くことはほぼ間違いありませんから、いずれは生薬資源が枯渇する可能性もあります。

漢方薬の成り立ちと理論

漢方薬（漢方処方）には理論があります。葛根湯《かっこんとう》を例に解説します。

ケイヒ（桂皮）：身体を温めて寒気を抑え、発汗させる（麻黄と協調）

マオウ（麻黄）：発汗作用が一層強くなる（桂皮と協調）
　咳を緩和する

ショウキョウ（生姜）：身体を温めて寒気を抑え、発汗させる（桂皮を補佐）
　吐き気を抑える

カッコン（葛根）：筋肉のこわばりを改善する（芍薬と協調）

シャクヤク（芍薬）：汗を出しすぎない（桂皮・麻黄を制御）
　筋肉などの痛みを止める（葛根を補佐）

タイソウ（大棗）：汗を出しすぎない（芍薬を補佐）
　消化器の負担を軽減する

カンゾウ（甘草）：以上の薬の作用を穏やかに調和する（すべての生薬を補佐）
　消化器の負担を軽減する

すなわち、葛根湯は発汗作用、筋肉痛を改善する作用で感冒（かぜ）を治す、総合的な漢方薬だということがわかります。

漢方薬は煎じ薬？

本来、漢方薬の多くは煎じ薬です。水で三〇～六〇分程度煎じたものを飲むのです。漢方薬を自分で手間をかけて煎じると、治療への積極的な参加意識も高まりますが、煎じ薬は携帯に不便で、独特の味や臭いがあり飲みにくく、煎じ方によって効果にばらつきがあり、保管が甘いとカビが生えたり腐ったりします。このため、煎じた漢方薬からエキスを抽出し、それを乾燥させ携帯に便利なようにつくった漢方エキス製剤が現在は主流となっています。お湯で戻して服用します。現在は一四七処方が薬価収載されて健康保険で使えます。

漢方エキス製剤には短所もあります。既製品ですので、生薬の量の加減ができません。また製造過程で揮発性成分が失われやすいので、煎じ薬で期待される効果が漢方エキス製剤では弱くなりがちです。

漢方薬の副作用

漢方薬は肺炎の一種である間質性肺炎をきたすことがあります。この病気の症状は感冒に似ていて、咳、だるさ、熱などがあります。しかし、その頻度は一般薬よりもずっと低いものです。また、薬は肝臓や腎臓で処理されることが多いので、一般に肝・腎機能障害を起こしやすいのですが、漢方薬の中にもこれらの障害をきたすものが知られています。胃腸の障害を起こすことも珍しくはありません。

個々の生薬でみていくと、いろいろな漢方薬に配合される甘草《かんぞう》という生薬は、むくみ（浮腫）や高血圧、脱力感、筋力低下、筋肉痛、四肢のけいれん、麻痺などの症状を起こすことがあります。また、麻《ま》黄《おう》には交感神経を刺激する作用がありますので、気管支を広げて呼吸を楽にする反面、不眠、発汗、動悸、全身の脱力感、興奮なども起こし得ます。大黄《だいおう》は、漢方薬の下剤に含まれるものが多いのですが、流早産を起こす可能性があります。決して、漢方薬ならば妊娠中も安心して飲めるというわけではありません。また、大黄中の瀉下《しゃげ》活性を持つ成分が母乳に移行し、乳児が下痢をすることがあります。

生薬ではありませんが、漢方エキス製剤の製造に乳糖を使っている場合は、牛乳を飲めない人が飲むと下痢をきたすことがあります。

現代西洋医学と漢方の併用効果

現代は漢方薬と一般薬を併用することが多くなっています。

小柴胡湯《しょうさいことう》とステロイドの併用のように、治療効果が高くなる場合も知られていますが、悪影響が出る組み合わせもあります。小柴胡湯とインターフェロンの組み合わせは禁忌とされています。

桂皮、芍薬、大黄などはタンニンを含み、鉄と結合するため、貧血の治療に使用する鉄製剤の作用を減弱させる可能性があります。

一部の抗生物質や抗菌薬は、カルシウムが結合すると吸収されにくくなります。石膏《せっこう》、竜骨《りゅうこつ》、牡蛎《ぼれい》などのカルシウムを多く含む生薬が入っている漢方薬（柴胡加竜骨牡蛎湯《さいこかりゅうこつぼれいとう》や白虎加人参湯《びゃっこかにんじんとう》など）とは、服用時間をずらすほうがよいでしょう。

糖尿病治療に使用されるグルコシダーゼ阻害薬と、膠飴《こうい》を含む漢方薬（大建中湯《だいけんちゅうとう》や小建中湯《しょうけんちゅうとう》など）を併用すると、膠飴に含まれる糖類が分解されなくなり、ガスが大量発生し、おなかの膨満感や腸閉塞の症状が悪化する可能性があります。

漢方治療はどこの医療機関で受けられるか

漢方治療を行う医師、医療機関は年々増えています。漢方薬メーカーなどのホームページで、どこにどういう医師がいるかをインターネットで検索できるようになっていますので利用するとよいでしょう。漢方治療は薬局でも受けられます。ただし、薬剤師は医師ではありませんので、診察ができません。検査などが必要な場合にはこれもできません。また、健康保険がききません。

漢方治療にかかる費用

健康保険診療の場合は、診察料や、検査をすれば検査費用などがかかってきますが、これは一般診療も漢方も同じです。

漢方エキス製剤は、薬価にして一日数十円程度から数百円程度まで幅がありますが、ほとんどは二〇〇円前後です。健康保険がきくものも決して少なくありません。通常はこの額の三割の負担となります（ただし、一般薬と同様に、調剤技術料、薬剤管理料などが別途かかります）。

煎じ薬とエキス製剤の価格比較では、同じ量の生薬からつくった場合、製造に手間がかかっている分、エキスのほうが若干高いようです。

自費診療の場合は、診察費・検査費から薬代まで健康保険はいっさい使えません。費用は各医療機関でまちまちですが、保険診療の数倍かかるようです。

病院・薬局の現場や周辺の事情

漢方薬は種類が多くてかさばることもあり、薬局はあまり置きたがらないようです。

病院内の薬局はだいたい狭く、漢方薬のために割くことのできるスペースは狭いようで、医師が使いたいと思う漢方薬の一部しか置いてくれません。ただ、どの漢方薬が在庫しているかを医師も知ることができますので、何とか対応できます。

院外処方では、受診者が処方箋を全国のどの保険調剤薬局へ持って行ってもよいのですが、その薬局が漢方薬を置いていないこともあります。また、たとえばA社の竜胆瀉肝湯《りゅうたんしゃかんとう》が処方されたのに、同名で中身が違うB社の竜胆瀉肝湯しか置いていないということもあります。こうして、処方された漢方薬が薬局で手に入らないという困ったことがしばしば起きています。

以上はエキス製剤の話ですが、煎じ薬（生薬）となると、思うような処方を保険調剤してくれる薬局はほとんどないといってよいでしょう。生薬は在庫管理だけでも大変です。エキス製剤よりもさらにかさばり、湿度・温度にも気を遣う必要があります。さらに薬剤師が生薬の知識を持ち合わせていなかったり、あるいは調剤に厖大な時間がかかる上に薬剤料も安かったりするため、薬局としては扱いたがらないのでしょう。

漢方処方概説

本章では、よく用いられるエキス製剤を中心に、その作用または対象となる主な病気・症状について簡潔にまとめました。特に、各処方がどういう生薬からなっているかを示すことにしました。巻末の「〈付録〉主な生薬の薬能」の表と照らし合わせつつ、各処方に含まれる生薬がどんな働きを持つのか、なぜその生薬がその処方に配合されるのか、などに思いをはせながら読んでいただくと、それぞれの処方について一層よく理解できることと思います。

以下の分類は、あくまでも各処方の「性格」を中心に行ったものです。ある処方が感冒にも効くし、筋肉痛にも下痢にも効くなどということはよくあることです。ひとつの処方は複数の生薬からなっていますので、多様な作用を持っているのは当然なのです。

実際には、これらの症状を持っている方のすべてに効果があるというわけではありません。また、これら以外の症状がある方に用いて効果がある場合もあります。あくまでも参考・目安とお考え下さい。

漢方薬はいずれも、きちんとした診断に基づいて用いられるべきです。また、健康保険適用で漢方治療を受ける場合、病名によってはこれらの処方が使用できない場合がありますので、ご注意ください。

呼吸器疾患によく用いられるもの

桂枝湯とその類似処方

感冒（かぜ）の基本処方といえば**桂枝湯《けいしとう》**（桂皮《けいひ》・芍薬《しゃくやく》・生姜《しょうきょう》・大棗《たいそう》・甘草《かんぞう》）です。悪寒、発熱して汗が出る感冒の初期に用いられます。桂皮に発汗作用があります。漢方では悪寒がする場合、体表に「寒邪」を感受したと考え、発汗することでこれを吹き飛ばします。

感冒の初期でもさらに頭痛、肩こりのあるものには、桂枝湯に筋肉のこりをほぐす作用がある葛根を加えた、桂枝湯の加方（ある処方に別の生薬を足したもの）である**桂枝加葛根湯《けいしかかっこんとう》**（桂皮・葛根・芍薬・生姜・大棗・甘草）を用います。これは、中耳炎や神経痛、筋肉痛などの治療にも用いることができます。

葛根湯《かっこんとう》（麻黄《まおう》・桂皮・葛根・芍薬・生姜・大棗・甘草）は、桂枝加葛根湯にさらに悪寒・発熱を発汗させて改善する作用に優れる麻黄を加えたもので、悪寒の強い感冒の初期、肩こり、中耳炎、神経痛のほか、乳腺炎、じんましんなどにも用いられます。葛根湯の適する場合で、さらに鼻炎、鼻詰まり、蓄膿症などがある場合には、**葛根湯加川芎辛夷《かっこんとうかせんきゅうしんい》**（麻黄・桂皮・葛根・芍薬・生姜・大棗・甘草・川芎・辛夷）を用います。主に川芎・辛夷が鼻を通すのです。

麻黄湯とその類似処方

感冒でも、汗が出ずにぞくぞくと寒気がし、関節が痛むような場合には、桂枝湯や葛根湯よりもさらに発汗作用が強い麻黄湯《まおうとう》（麻黄・桂皮・杏仁《きょうにん》・甘草）を用います。麻黄・杏仁には気管支を広げて咳を緩和する作用があり、気管支炎や気管支喘息などにも用いられます。桂麻各半湯《けいまかくはんとう》（麻黄・桂皮・杏仁・芍薬・生姜・大棗・甘草）は、桂枝湯と麻黄湯の少量同士の合方（複数の処方を混ぜ合わせたもの）で、発汗作用があり、気管支を広げる作用もあり、感冒に幅広く用いられます。軽度の発汗作用を利用し、皮膚のかゆみの治療にも用いられます。

麻杏甘石湯《まきょうかんせきとう》（麻黄・杏仁・甘草・石膏《せっこう》）は、肺の炎症を抑える石膏が加わり、咳を止める作用があるため、気管支炎、気管支喘息などに用いられます。**五虎湯**《ごことう》（麻黄・杏仁・甘草・石膏・桑白皮《そうはくひ》）は、麻杏甘石湯に咳を止める桑白皮が加わり、気管支炎、気管支喘息などに用いられます。**神秘湯**《しんぴとう》（麻黄・杏仁・柴胡《さいこ》・蘇葉《そよう》・厚朴《こうぼく》・橘皮《きっぴ》・甘草）は気管を広げるほか、炎症を抑える柴胡・蘇葉、痰を鎮める厚朴・橘皮が加わったもので、気管支炎や気管支喘息などに用いられます。

感冒でも、熱もほとんど出ず、軽度の悪寒があるほかは倦怠感だけしかないような場合には**麻黄附子**《まおうぶし》**細辛湯**《さいしんとう》（麻黄・細辛・附子）を用います。細辛・附子で身体を温め、麻黄で気管支を広げるのです。

小青竜湯《しょうせいりゅうとう》（麻黄・桂皮・芍薬・半夏《はんげ》・細辛・乾姜《かんきょう》・甘草・五味子《ごみし》）は、肺を温め、痰や咳を抑える作用があり、感冒、気管支炎、気管支喘息、アレルギー性鼻炎・結膜炎などに用いられます。**苓甘姜**《りょうかんきょう》**味辛夏仁湯**《みしんげにんとう》（茯苓《ぶくりょう》・半夏・杏仁・五味子・乾姜・細辛・甘草）は、小青竜湯から発汗作用のある麻黄・桂皮を抜いたものにほぼ等しく、肺を温め、痰を鎮める作用があり、痰の多い気管支炎、気管支喘息などに用いられます。

小柴胡湯とその類似処方

小柴胡湯《しょうさいことう》（柴胡・黄芩《おうごん》・人参《にんじん》・半夏・大棗・生姜・甘草）には咽頭痛、胃のむかつき、持続する炎症を抑える作用があり、感冒、気管支炎、肺炎などに幅広く用いられます。小柴胡湯にのどの炎症を抑えて膿を出して咳を抑える桔梗石膏《ききょうせっこう》（桔梗・石膏）を加えた小柴胡湯加桔梗石膏《しょうさいことうかききょうせっこう》（柴胡・黄芩・人参・半夏・大棗・生姜・甘草・桔梗・石膏）は、咽頭痛、持続する炎症による熱などを抑える作用があり、扁桃炎、扁桃周囲炎などによく用いられます。

なお、これらに関連する処方として、桔梗湯《ききょうとう》（甘草・桔梗）はのどの炎症を抑えて膿を出す作用があり、のどの痛み、扁桃炎、扁桃周囲炎などに用いられ、甘草湯《かんぞうとう》（甘草のみ）は膿を出し、痛みを緩和する作用があり、咽頭痛、口内炎などに用いられます。

柴胡桂枝湯《さいこけいしとう》（柴胡・黄芩・人参・半夏・桂皮・芍薬・大棗・生姜・甘草）は、小柴胡湯と桂枝湯の合方ですが、悪寒・発熱、関節痛、吐き気などを改善する作用があり、感冒、胃・十二指腸潰瘍、肝機能障害の改善などに用いられます。

柴朴湯《さいぼくとう》（柴胡・蘇葉・黄芩・半夏・厚朴・人参・茯苓・大棗・甘草・生姜）は、小柴胡湯と半夏厚朴湯《はんげこうぼくとう》（後述）の合方ですが、気管や肺などの炎症を抑えるので、痰を鎮め、気管支炎、気管支喘息などに用いられるほか、のどの違和感を改善し神経の高ぶりを抑える作用のある蘇葉・厚朴・茯苓が加わり、のどの詰まり感、神経症、不安などに用いられます。柴陥湯《さいかんとう》（柴胡・黄芩・人参・半夏・大棗・生姜・甘草・黄連《おうれん》・栝楼仁《かろにん》）は、小柴胡湯と**小陥胸湯**《しょうかんきょうとう》（半夏・黄連・栝楼仁。エキス剤にはない）の合方ですが、炎症を抑え、痰や咳を鎮める作用があり、気管支炎、それによる咳などに用いられます。**柴胡桂枝乾姜湯**《さいこけいしかんきょうとう》（柴胡・桂皮・黄芩・栝楼根《かろこん》・牡蛎《ぼれい》・乾姜・甘草）は炎症を抑え、痰を除去する作用があり、感冒、気管支炎など咳と痰があるものや、不安・不眠などにも用いられます。

その他によく用いられる処方

麦門冬湯《ばくもんどうとう》（麦門冬・人参・粳米《こうべい》・大棗・甘草・半夏）は、気管を潤し、乾いた咳を抑える作用があり、気管支炎、感冒による咳などに用いられます。麦門冬・人参・粳米に潤す作用があります。**滋陰降火湯**《じいんこうかとう》（地黄《じおう》・当帰《とうき》・芍薬・麦門冬・天門冬《てんもんどう》・白朮《びゃくじゅつ》・陳皮《ちんぴ》・甘草・知母《ちも》・黄柏《おうばく》）は、同様に気管を潤し、咳を抑え、熱を冷ます作用があり、長引く乾いた咳、気管支喘息などに用いられます。**滋陰至宝湯**《じいんしほうとう》（当帰・芍薬・茯苓・白朮・陳皮・生姜・甘草・麦門冬・地骨皮《じこっぴ》・知母・貝母《ばいも》・柴胡・香附子《こうぶし》・薄荷《はっか》）は、気管を潤し、咳を抑えるほか、後述する**加味逍遙散**《かみしょうようさん》（当帰・芍薬・茯苓・白朮・生姜・甘草・柴胡・薄荷・山梔子《さんしし》・牡丹皮《ぼたんぴ》）にも似てストレスを改善する作用があり、気管支喘息など咳をきたすさまざまな病気に用いられます。

その他、肺の炎症および熱を抑え、痰を鎮める作用があり、気管支炎などに用いられる**清肺湯**《せいはいとう》（竹茹《ちくじょ》・黄芩・天門冬・桔梗・貝母・桑白皮・山梔子・麦門冬・杏仁・五味子・陳皮・茯苓・当帰・大棗・生姜・甘草）、咳や痰を抑え、精神安定作用があり、気管支炎、咳による不眠などに用いられる**竹茹温胆湯**《ちくじょうんたんとう》（竹茹・桔梗・枳実《きじつ》・黄連・麦門冬・半夏・陳皮・生姜・柴胡・香附子・人参・茯苓・甘草）、軽度の発汗作用や、痰を鎮めて咳を抑える作用があり、感冒に幅広く用いられる**参蘇飲**《じんそいん》（人参・茯苓・蘇葉・葛根・前胡《ぜんこ》・桔梗・陳皮・半夏・枳実・木香《もっこう》・大棗・生姜・甘草）などがあります。

循環器疾患によく用いられるもの

大柴胡湯とその類似処方

ストレス状態を改善し、便通をよくする作用がある**大柴胡湯**《だいさいことう》（柴胡・黄芩・大黄《だいおう》・枳実・芍薬・半夏・大棗・生姜）は、ストレスが関与する高血圧のほか、不眠、不安（焦燥感）、胃炎、便秘などに用いられます。柴胡はストレスにも効果があります。小柴胡湯にも構成が似ていますが、使用目的はかなり違います。**大柴胡湯去大黄**《だいさいことうきょだいおう》（柴胡・黄芩・枳実・芍薬・半夏・大棗・生姜）は、大柴胡湯から便通をよくする大黄を除いたもので、大柴胡湯の作用を少し穏やかにしたものです。**柴胡加竜骨牡蛎湯**《さいこかりゅうこつぼれいとう》（柴胡・桂皮・黄芩・人参・半夏・大棗・生姜・甘草・茯苓・竜骨・牡蛎）は、精神不安を抑える作用が強く、ストレスによる高血圧、不安、不眠などに用いられます。大黄を含むものと含まないものとがあります。竜骨・牡蛎が精神安定・睡眠導入作用を持っています。

黄連解毒湯とその類似処方

黄連解毒湯《おうれんげどくとう》（黄芩・黄連・黄柏・山梔子）は、全身の熱を取り除き、炎症を抑え、イライラやかゆみを抑える作用があり、高血圧、胃炎、皮膚炎、不眠などに用いられます。**三黄瀉心湯**《さんおうしゃしんとう》（大黄・黄連・黄芎）は、熱を取り除き、便を出す作用があり、高血圧、のぼせ、便秘、肩こり、耳鳴りなどに用いられます。

その他によく用いられる処方

釣藤散《ちょうとうさん》（釣藤鈎《ちょうとうこう》・菊花《きっか》・防風《ぼうふう》・半夏・橘皮・石膏・麦門冬・人参・茯苓・生姜・甘草）は、痰を鎮め、胃腸を改善させ、精神不安を抑える作用があり、高血圧のほか、めまい、耳鳴り、頭痛、認知症などに用いられます。釣藤鈎が脳血流を改善する作用を持ちます。**七物降下湯**《しちもつこうかとう》（地黄・芍薬・当帰・川芎・黄柏・釣藤鈎・黄耆《おうぎ》）は、血を補い、脳循環を改善する作用があり、肩こり、耳鳴り、高血圧などに用いられます。これは後述する**四物湯**《しもつとう》（地黄・芍薬・当帰・川芎）の加方です。

炙甘草湯《しゃかんぞうとう》（炙甘草・人参・大棗・生姜・桂皮・地黄・阿膠《あきょう》・麦門冬・麻子仁《ましにん》）は、気を補い、血流を改善する作用があり、動悸、息切れに用いられるほか、特に炙甘草・人参・阿膠などに不整脈の改善作用があり、その治療によく用いられています。

当帰湯《とうきとう》（当帰・芍薬・半夏・厚朴・山椒《さんしょう》・乾姜・人参・桂皮・黄耆・甘草）は、胸・腹を温めて血行を改善する作用があり、胸痛、腹痛などに用いられます。

木防已湯《もくぼういとう》（石膏・防已《ぼうい》・人参・桂皮）は、熱を冷まし、水分代謝をよくする作用があり、むくみに用いられます。古くは心不全（心臓弁膜症など）や腎不全にも用いられました。

消化器疾患によく用いられるもの

四君子湯とその類似処方

四君子湯《しくんしとう》（人参・茯苓・白朮・大棗・生姜・甘草）は気を補い、食欲を増す作用があり、虚弱体質、胃炎、慢性の胃腸虚弱状態に用いられます。脾が気を生みだすことから、補脾・補気の基本処方とされており、さまざまな処方に組み入れられています。特に人参に強い補気作用があります。**啓脾湯**《けいひとう》（人参・山薬《さんやく》・蓮肉《れんにく》・山楂子《さんざし》・茯苓・沢瀉《たくしゃ》・白朮・陳皮・甘草）は四君子湯の加方で、食欲を増し、消化を促進する作用があり、下痢、慢性胃腸虚弱状態に用いられます。山薬・山楂子が消化によい働きをします。

六君子湯《りっくんしとう》（人参・茯苓・白朮・陳皮・半夏・大棗・生姜・甘草）も四君子湯の加方ですが、気を補い、食欲を増すほか、主に陳皮・半夏による痰を鎮める作用があり、胃炎、胃もたれ、逆流性食道炎などに用いられます。六君子湯から人参・白朮・大棗を抜いた**二陳湯**《にちんとう》（半夏・陳皮・茯苓・生姜・甘草）は、嘔吐、胃炎などに用いられます。**茯苓飲**《ぶくりょういん》（茯苓・白朮・人参・枳実・生姜・橘皮）は、六君子湯にも似ていますが、胃炎、食欲不振などに用いられます。二陳湯から陳皮・甘草を抜いた**小半夏加茯苓湯**《しょうはんげかぶくりょうとう》（半夏・生姜・茯苓）は、吐気を止める**小半夏湯**《しょうはんげとう》（半夏・生姜。エキス剤にはない）の加方で、嘔吐、しゃっくり、つわりなどに用いられます。この小半夏加茯苓湯の加方が**半夏厚朴湯**《はんげこうぼくとう》です（後述）。

平胃散《へいいさん》（蒼朮《そうじゅつ》・厚朴・陳皮・大棗・生姜・甘草）は、これらに似た処方ですが、気を補う人参を含みません。胃を整える作用があり、食欲不振、消化不良などに用いられます。この平胃散と、水の代謝を調節しむくみを取る**五苓散**《ごれいさん》（沢瀉・茯苓・猪苓《ちょれい》・白朮・桂皮。後述）との合方が**胃苓湯**《いれいとう》（猪苓・茯苓・

沢瀉・蒼朮・桂皮・厚朴・陳皮・大棗・生姜・甘草）で、胃もたれ、下痢、食あたりなどに用いられます。

以上はすべて、主に胃の働きを整える処方です。

人参湯とその類似処方

人参湯《にんじんとう》（乾姜・人参・白朮・甘草）は、乾姜が入るために腹を温める作用が強く、胃炎、下痢、冷え症などに用いられます。附子理中湯《ぶしりちゅうとう》（乾姜・人参・白朮・甘草・附子）は人参湯の加方で、さらに附子が入るため腹および身体を温める作用が強く、胃炎、下痢、冷え症などに用いられます。大建中湯《だいけんちゅうとう》（山椒・乾姜・人参・膠飴《こうい》）は、腹を温め、主に山椒による胃腸蠕動《ぜんどう》の改善作用があり、腹痛、腹部の膨満感、腸閉塞などに用いられます。

真武湯《しんぶとう》（茯苓・白朮・生姜・附子・芍薬）は、身体を温め、水分の循環を改善する作用があり、下痢、めまい、倦怠感などに用いられます。

以上は、消化器を温めてその作用を正常化するような処方です。

桂枝加芍薬湯とその類似処方

桂枝加芍薬湯《けいしかしゃくやくとう》（芍薬・大棗・生姜・甘草・桂皮）は桂枝湯《けいしとう》の加方で、芍薬を桂枝湯の倍量含み、腹部の膨満感、張りを抑える作用があり、下腹部痛、下痢などに用いられます。

桂枝加芍薬湯の加方はいくつか知られています。桂枝加芍薬大黄湯《けいしかしゃくやくだいおうとう》（芍薬・大棗・生姜・甘草・桂皮・大黄）は、桂枝加芍薬湯に便通をよくする大黄を加えたもので、下腹部痛、下痢・便秘の交代症などに用いられます。

小建中湯《しょうけんちゅうとう》（芍薬・大棗・生姜・甘草・桂皮・膠飴）は、桂枝加芍薬湯に気を補う膠飴を加えたもので、虚弱体質の改善、慢性の胃腸障害、下痢、冷えなどに用いられます。黄耆建中湯《おうぎけんちゅうとう》（黄耆・芍薬・大棗・生姜・甘草・桂皮・膠飴）は、小建中湯にさらに気を補う黄耆を加えたもので、腹痛、下痢、寝汗などに用いられます。当帰建中湯《とうきけんちゅうとう》（当帰・芍薬・大棗・生姜・甘草・桂皮）は、桂枝加芍薬湯に血行をよくする当帰を加えたもので、主に婦人科系の腹痛に用いられます（後述）。

その他消化を整えるのによく用いられる処方

安中散《あんちゅうさん》（高良姜《こうりょうきょう》・茴香《ういきょう》・延胡索《えんごさく》・桂皮・縮砂《しゅくしゃ》・牡蛎・甘草）は、胃腸を温めて、主に胃の痛みを止める処方です。胃炎、胃痛、胃潰瘍のほか、生理痛などの鎮痛にも用いられます。四逆散《しぎゃくさん》（柴胡・芍薬・枳実・甘草）は、ストレスなどによる胃痛を改善する作用があり、胃炎、精神不安、腹痛などに用いられます。

黄連解毒湯《おうれんげどくとう》（黄芩・黄連・黄柏・山梔子）は、イライラや炎症を抑える作用を持つ生薬ばかりからなり、胃炎や口内炎などに用いられます（既出）。半夏瀉心湯《はんげしゃしんとう》（半夏・黄芩・黄連・乾姜・人参・大棗・甘草）は、胃のつかえを改善し、胃に停滞する内容物を除去する作用があり、胃炎、下痢、消化不良などに用いられます。黄連湯《おうれんとう》（半夏・黄連・桂皮・乾姜・人参・大棗・甘草）は、内臓を温め、体上部へいく熱を冷ます作用があり、胃のもたれ、胃炎、口内炎、下痢などに用いられます。黄芩湯《おうごんとう》（黄芩・芍薬・

大棗・甘草）は、熱を取り除き、下痢を止める作用があり、発熱を伴う下痢などに用いられます。

大黄甘草湯とその類似処方

大黄甘草湯《だいおうかんぞうとう》（大黄・甘草）は、大黄に便通をよくする作用があり、便秘に用いられます。大黄甘草湯の加方である調胃承気湯《ちょういじょうきとう》（大黄・甘草・芒硝《ぼうしょう》）は、大黄甘草湯に便を軟らかくする芒硝を加えたもので、胃のつかえを取りながら排便を促す作用があり、これも便秘によく用いられます。調胃承気湯の加方に、便秘や月経痛などを改善する桃核承気湯《とうかくじょうきとう》（大黄・甘草・芒硝・桃仁《とうにん》・桂皮）があります（後述）。

大承気湯《だいじょうきとう》（大黄・厚朴・枳実・芒硝）は、便通をよくする作用に優れ、ひどい便秘の治療に用いられます。麻子仁丸《ましにんがん》（大黄・枳実・厚朴・麻子仁・杏仁・芍薬）は、腸を潤し便通をよくする穏やかな作用があり、主に慢性の便秘に用いられます。潤腸湯《じゅんちょうとう》（大黄・枳実・厚朴・麻子仁・桃仁・杏仁・当帰・地黄・黄芩・甘草）は、腸を潤す作用がより強く、これも便秘に用いられます。

その他便秘を整えるのによく用いられる処方

乙字湯《おつじとう》（大黄・当帰・柴胡・升麻《しょうま》・黄芩・甘草）は、肛門部の熱を取り炎症を抑え、血行を改善する作用があり、痔出血、痔核、便秘などに用いられます。九味檳榔湯《くみびんろうとう》（檳榔子《びんろうじ》・大黄・厚朴・木香・生姜・橘皮・甘草・桂皮・蘇葉）は、温めつつ気のめぐりを改善し、便通を改善する作用があり、肩こり、便秘、高血圧などに用いられます。

腎・泌尿器疾患によく用いられるもの

五苓散とその類似処方

五苓散《ごれいさん》（沢瀉・猪苓・白朮・茯苓・桂皮）は、利尿作用をはじめとして水分の循環を改善する作用があり、むくみ、下痢、嘔吐、めまい、片頭痛などに幅広く用いられます。**小柴胡湯**《しょうさいことう》との合方である**柴苓**《さいれい》**湯**《とう》（柴胡・黄芩・人参・半夏・大棗・生姜・甘草・沢瀉・猪苓・茯苓・白朮・桂皮）は、水分の循環を改善するほか、胃のむかつき、持続する炎症による熱などを抑える作用があり、感冒、気管支炎、肺炎、下痢、嘔吐、めまい、片頭痛などに用いられるほか、ネフローゼ症候群などの慢性腎疾患や、関節リウマチなどの膠原病によく用いられます。また、**茵陳五苓散**《いんちんごれいさん》（後述）はじんましんに、**胃苓湯**《いれいとう》（既出）は消化器の不調に、それぞれよく用いられます。

猪苓湯《ちょれいとう》（猪苓・茯苓・沢瀉・阿膠・滑石《かっせき》）は、利尿作用のほか尿路の炎症を抑える作用があり、腎炎、膀胱炎、尿路結石などに用いられます。猪苓湯と**四物湯**《しもつとう》（血行改善作用がある。後述）の合方である**猪**《ちょ》**苓湯合四物湯**《れいとうごうしもつとう》（猪苓・茯苓・沢瀉・阿膠・滑石・地黄・芍薬・当帰・川芎）は、尿路の炎症を抑え、利尿作用があり、身体を潤すので、腎炎、膀胱炎、尿路結石、慢性皮膚炎などに用いられます。**五淋散**《ごりんさん》（地黄・芍薬・当帰・黄芩・山梔子・甘草・沢瀉・木通《もくつう》・滑石・車前子《しゃぜんし》・茯苓）は、尿路の炎症を抑え、こもった熱を取り、水分の循環をよくする作用があり、頻尿、残尿感、膀胱炎などに用いられます。**竜胆**《りゅうたん》**瀉肝湯**《しゃかんとう》（地黄・当帰・芍薬*・川芎*・黄連*・黄芩・黄柏*・山梔子・連翹《れんぎょう》*・薄荷*・浜防風《はまぼうふう》*・沢瀉・車前子・竜胆《りゅうたん》・木通・甘草。*印は含まない製剤もある）は、**黄連解毒湯**《おうれんげどくとう》の加方であり、熱を取り除き、尿から排出する作用があり、尿道炎、膀胱炎、陰部湿疹などに用いられます。

八味地黄丸とその類似処方

八味地黄丸《はちみじおうがん》（別名、八味丸《はちみがん》）（地黄・山薬・山茱萸《さんしゅゆ》・沢瀉・茯苓・牡丹皮・桂皮・附子）は、腎を補い、身体を温める作用があり、疲労、尿量の減少、あるいは頻尿、むくみ、腰痛、神経痛、前立腺肥大、高血圧などに幅広く用いられます。六味丸《ろくみがん》（地黄・山薬・山茱萸・沢瀉・茯苓・牡丹皮）は、八味丸から桂皮・附子を抜いたもので、温める作用はなくなりますが腎を補う作用があり、疲労、尿量の減少、あるいは頻尿、むくみなどに用いられます。牛車腎気丸《ごしゃじんきがん》（地黄・山薬・山茱萸・沢瀉・茯苓・牡丹皮・桂皮・附子・牛膝《ごしつ》・車前子）は、八味丸に下肢の血液循環と水分代謝を改善する牛膝・車前子を加えたもので、腎を補い身体を温める作用が強く、八味丸の適応症のほか、腰痛、神経痛、しびれなどにも用います。

その他によく用いられる処方

清心蓮子飲《せいしんれんしいん》（蓮肉・黄芩・車前子・地骨皮・麦門冬・人参・茯苓・黄耆・甘草）は、気を補い、ほてりを抑え、水の循環を改善する作用があり、頻尿、排尿痛、残尿感など膀胱炎症状の改善に用いられます。

苓姜朮甘湯《りょうきょうじゅつかんとう》（乾姜・茯苓・白朮・甘草）は、腹を温め、湿を取り除く作用があり、腰痛、下半身の冷え、むくみなどに用いられます。

内分泌代謝疾患によく用いられるもの

防風通聖散《ぼうふうつうしょうさん》（大黄・芒硝・桔梗・滑石・石膏・防風・荊芥《けいがい》・連翹・黄芩・山梔子・当帰・芍薬・川芎・麻黄・薄荷・白朮・生姜・甘草）は、便通をよくし、身体の新陳代謝を上げる作用があり、高血圧、便秘、肥満などに用いられます。さまざまな生薬を含むので、この他にもアレルギー性疾患や各種皮膚病などにもよく用いられ、実に幅広い用途のある処方です。

神経・筋疾患によく用いられるもの

芍薬甘草湯《しゃくやくかんぞうとう》（芍薬・甘草）は、各種筋肉のけいれんを抑え、筋肉の痛みを止める作用があり、腹痛、月経痛、こむら返りなどに用いられます。多くの漢方処方に含まれます。

桂枝人参湯《けいしにんじんとう》（人参湯＋桂皮）は人参湯《にんじんとう》（既出）の加方で、腹部を温める作用があり、胃炎、胃もたれのほか、頭痛にも用いられます。類似処方の呉茱萸湯《ごしゅゆとう》（呉茱萸・生姜・人参・大棗）は、身体を温め、吐き気を抑える作用があり、やはり頭痛にも用いられます。半夏白朮天麻湯《はんげびゃくじゅつてんまとう》（半夏・蒼朮*・白朮・陳皮・茯苓・沢瀉・生姜・天麻・黄柏・人参・黄耆・麦芽《ばくが》・神麹《しんきく》*・乾姜。*印は含まない製剤もある）も人参湯の類似処方ですが、水分の循環をよくし、消化を整え、身体を温める作用があり、胃腸虚弱、頭痛、めまいなどに用いられます。

この他、川芎茶調散《せんきゅうちゃちょうさん》（川芎・香附子・防風・荊芥・白芷《びゃくし》・羌活《きょうかつ》・薄荷・甘草・茶葉《ちゃよう》）には頭痛改善作用があり、頭痛の治療によく用いられます。

血液疾患によく用いられるもの

四物湯とその類似処方

四物湯《しもつとう》（地黄・芍薬・当帰・川芎）は血虚を改善する基本処方で、血を補い、血行を改善する作用があり、貧血、疲労、冷え、月経痛、月経不順、皮膚の乾燥などに用いられます。芎帰膠艾湯《きゅうききょうがいとう》（地黄・芍薬・当帰・川芎・阿膠・艾葉《がいよう》・甘草）は四物湯の加方で、止血する作用が加わり、各種の出血に用いられます。

十全大補湯《じゅうぜんたいほとう》（地黄・芍薬・当帰・川芎・人参・茯苓・白朮・大棗・生姜・甘草・桂皮・黄耆）は四物湯と四君子湯《しくんしとう》の合方（八珍湯《はっちんとう》という。エキス剤にはない）の加方で、気血を補う作用があり、体力低下、虚弱、疲労倦怠、冷え、寝汗などに用いられます。人参養栄湯《にんじんようえいとう》（人参・黄耆・茯苓・白朮・陳皮・甘草・桂皮・地黄・芍薬・当帰・遠志《おんじ》・五味子）は十全大補湯によく似た処方（加減方という）で、気血を補う作用があり、十全大補湯の適応症状のほか、不眠や精神不安などに用いられます。

免疫・アレルギー・膠原病によく用いられるもの

小柴胡湯《しょうさいことう》に優れた免疫調整作用があるため、その加方である柴朴湯《さいぼくとう》は気管支喘息、柴苓湯《さいれいとう》は各種膠原病によく用いられます（いずれも既出）。

精神疾患によく用いられるもの

半夏厚朴湯の類似処方

半夏厚朴湯《はんげこうぼくとう》（半夏・厚朴・茯苓・生姜・蘇葉）は、痰を鎮め吐き気を抑え、不安を改善し、のどの詰まる感じを抑える作用があり、不安、不眠のほか、気管支炎、気管支喘息、嘔吐などに用いられます。茯苓飲《ぶくりょういん》との合方である茯苓飲合半夏厚朴湯《ぶくりょういんごうはんげこうぼくとう》（茯苓・白朮・人参・半夏・厚朴・枳実・生姜・橘皮・蘇葉）は、痰や吐き気を抑え、不安を改善し、のどの詰まる感じを抑え、消化を整える作用があり、不安、不眠、気管支炎、胃炎、嘔吐などに用いられます。

苓桂朮甘湯《りょうけいじゅつかんとう》（茯苓・白朮・桂皮・甘草）は、水分の循環をよくし、湿を取り除く作用があり、めまい、動悸などに用いられます。

加味逍遙散の類似処方

加味逍遙散《かみしょうようさん》（当帰・芍薬・茯苓・白朮・生姜・甘草・柴胡・薄荷・山梔子・牡丹皮）は、血の循環を改善し、消化を整え、精神不安を改善する作用があり、非常にバランスのとれた処方で、冷え症、イライラ、月経不順、月経痛、更年期障害、便秘などに幅広く用いられます。抑肝散《よくかんさん》（釣藤鈎・柴胡・当帰・

川芎・茯苓・白朮・甘草）は、熱を除き、精神を安定させる作用があり、不安、パニック、不眠などに用いられます。**抑肝散加陳皮半夏**《よくかんさんかちんぴはんげ》（釣藤鈎・柴胡・当帰・川芎・茯苓・白朮・甘草・半夏・陳皮）は、熱や痰を除き、精神を安定させる作用があり、抑肝散の作用を強めたような処方です。

柴胡加竜骨牡蛎湯《さいこかりゅうこつぼれいとう》（柴胡・桂皮・黄芩・人参・半夏・大棗・生姜・甘草・茯苓・竜骨・牡蛎）は、**小柴胡湯**《しょうさいことう》の加減方で、特に精神不安を抑える作用が強く、不眠、イライラ感、うつ気分、高血圧などに用いられます。**桂枝加竜骨牡蛎湯**《けいしかりゅうこつぼれいとう》（桂皮・芍薬・生姜・大棗・竜骨・牡蛎・甘草）は**桂枝湯**《けいしとう》の加方で、下腹部に緊張が認められ体力が比較的ないもので、不安、不眠、遺精、陰萎などに用いられます。

帰脾湯の類似処方

帰脾湯《きひとう》（黄耆・人参・茯苓・白朮・大棗・生姜・木香・甘草・当帰・竜眼肉《りゅうがんにく》・酸棗仁《さんそうにん》・遠志）は、気や血を補い、消化を整える作用があり、貧血、消化不良、不眠などに用いられます。**加味帰脾湯**《かみきひとう》（黄耆・人参・茯苓・白朮・大棗・生姜・木香・甘草・当帰・竜眼肉・酸棗仁・遠志・柴胡・山梔子）は帰脾湯に柴胡・山梔子を加えて精神不安を改善する作用を強めたものであり、貧血、消化不良、不眠、不安などに用いられます。

酸棗仁湯《さんそうにんとう》（酸棗仁・茯苓・川芎・知母・甘草）は、精神安定作用があり、疲れすぎてかえって眠れないような不眠などに用いられます。

その他によく用いられる処方

甘麦大棗湯《かんばくたいそうとう》（小麦《しょうばく》・甘草・大棗）は、精神を安定させ、不安や悲哀感を緩和する作用があり、不安、不眠、子どもの夜泣きなどに用いられます。

香蘇散《こうそさん》（香附子・蘇葉・陳皮・生姜・甘草）は、軽度の発汗作用と胃の改善作用のほか、軽度の不安を改善する作用があり、消化器症状のある感冒の初期やじんましん、不安、不眠などに用いられます。**女**《にょ》**神散**《しんさん》（香附子・丁子《ちょうじ》・木香・黄連・黄芩・檳榔子・当帰・川芎・桂皮・人参・白朮・甘草）は、血行を改善し、のぼせを改善し熱を冷ます作用があり、イライラ感、不安などの精神症状、月経痛、月経不順などに用いられます。

整形外科疾患によく用いられるもの

桂枝加朮附湯とその類似処方

桂枝加朮附湯《けいしかじゅつぶとう》（桂皮・芍薬・大棗・生姜・甘草・蒼朮・附子）は桂枝湯《けいしとう》の加方で、体表から少し内部を温める作用があり、関節や神経の痛みを緩和するなどの作用があります。桂枝加苓朮附湯《けいしかりょうじゅつぶとう》（桂皮・芍薬・大棗・生姜・甘草・茯苓・蒼朮・附子）は、桂枝加朮附湯に茯苓を加え、水分の代謝を促進する作用を強めたものです。

桂芍知母湯《けいしゃくちもとう》（桂皮・麻黄・蒼朮・附子・知母・防風・芍薬・生姜・甘草）は、身体を温め関節の湿を取り除く作用があり、関節痛、関節リウマチなどに用いられます。

越婢加朮湯とその類似処方

越婢加朮湯《えっぴかじゅつとう》（麻黄・石膏・白朮・大棗・生姜・甘草）は、水分の循環をよくし、むくみを治す作用があり、関節の腫れや痛み、皮膚の湿疹などに用いられます。麻杏薏甘湯《まきょうよくかんとう》（薏苡仁《よくいにん》・麻黄・杏仁・甘草）は、関節内の水の代謝を改善する作用があり、関節痛、関節リウマチなどに用いられます。薏苡仁湯《よくいにんとう》（薏苡仁・蒼朮・麻黄・桂皮・芍薬・当帰・甘草）も同じような目的で用いられます。

五積散《ごしゃくさん》（麻黄・桂皮・乾姜・白芷・茯苓・蒼朮・陳皮・半夏・厚朴・枳実・桔梗・大棗・生姜・甘草・当帰・芍薬・川芎）は、消化を整え、痰を鎮め、発汗、血液循環をよくするなどの作用があり、神経痛、関節痛、月経痛、頭痛などに用いられます。

防已黄耆湯とその類似処方

防已黄耆湯《ぼういおうぎとう》（防已・黄耆・白朮・大棗・生姜・甘草）は、水分の循環をよくし、腫れを抑える作用があり、むくみ、関節痛、湿疹などに用いられます。

二朮湯《にじゅつとう》（半夏・天南星・蒼朮・白朮・茯苓・陳皮・香附子・黄芩・羌活・威霊仙《いれいせん》・生姜・甘草）は、関節内の水の循環を改善し、痰を鎮め、痛みを除去する作用があり、関節痛、関節炎などに用いられます。

その他によく用いられる処方

疎経活血湯《そけいかっけつとう》（地黄・芍薬・当帰・川芎・桃仁・牛膝・蒼朮・竜胆・茯苓・陳皮・防已・防風・威霊仙・

白芷・羌活・生姜・甘草）は四物湯《しもつとう》の加方で、関節内の水の循環をよくし、血を補うなどの作用があるため、各種の関節痛、神経痛などに用いられます。

大防風湯《だいぼうふうとう》（人参・黄耆・白朮・大棗・甘草・乾姜・附子・地黄・杜仲《とちゅう》・芍薬・当帰・川芎・牛膝・防風・羌活）は、関節を温め、腫れを抑える作用があり、膝関節炎、関節リウマチなどに用いられます。牛《ご》車腎気丸《しゃじんきがん》（地黄・山薬・山茱萸・沢瀉・茯苓・車前子・牛膝・牡丹皮・桂皮・附子）は八味丸《はちみがん》の加方ですが、これも腰痛、神経痛、しびれなどに用いられます（既出）。

通導散《つうどうさん》（大黄・厚朴・枳実・芒硝・蘇木・紅花《こうか》・当帰・陳皮・木通・甘草）は、局所の血液循環を改善する作用が強く、排便を促す作用があり、腰痛、打撲傷、便秘、月経困難、月経前緊張症などに用いられます。治打撲一方《ちだぼくいっぽう》（川骨《せんこつ》・樸樕《ぼくそく》・大黄・川芎・桂皮・丁子・甘草）は、血液循環をよくし、炎症を抑える作用があり、主に打撲傷や手術の創傷《そうしょう》に用いられます。

産婦人科関連疾患によく用いられるもの

桂枝茯苓丸とその類似処方

桂枝茯苓丸《けいしぶくりょうがん》（桃仁・牡丹皮・芍薬・桂皮・茯苓）は、血液循環をよくし、膿を抑える作用があり、月経不順、月経痛、更年期障害、肩こり、冷え症、痔などに用いられます。桂枝茯苓丸加薏苡仁《けいしぶくりょうがんかよくいにん》（桃仁・牡丹皮・芍薬・桂皮・茯苓・薏苡仁）は桂枝茯苓丸の加方で、薏苡仁を加えむくみを取る作用や免疫力を強めたもので、桂枝茯苓丸の適応症のほか、痤瘡《ざそう》（にきび）などに用いられます。

桃核承気湯《とうかくじょうきとう》（大黄・芒硝・桃仁・桂皮・甘草）は**調胃承気湯《ちょういじょうきとう》**の加方で、血液循環を改善し、瘀血を去り、排便を促す作用があり、月経困難、月経前緊張症、肩こり、便秘などに用いられます。**大黄牡丹皮《だいおうぼたんぴ》湯《とう》**（大黄・芒硝・牡丹皮・桃仁・冬瓜子《とうがし》）は、桃核承気湯の作用をさらに強めたような処方で、月経不順、月経痛、便秘などに用いられます。**腸癰湯《ちょうようとう》**（桃仁・牡丹皮・冬瓜子・薏苡仁）は、大黄牡丹皮湯から便を出す作用（大黄・芒硝）を除いたようなもので、熱を取り除き、炎症を抑える作用があり、古くは虫垂炎に用いられました。現在は月経痛などに用いられます。

四物湯とその類似処方

四物湯《しもつとう》（地黄・芍薬・当帰・川芎）は、血行を改善する作用があり、月経痛、月経不順にも用いられます（既出）。**芎帰膠艾湯《きゅうききょうがいとう》**（地黄・芍薬・当帰・川芎・阿膠・艾葉・甘草）は四物湯の加方で、止血する作用があり、各種出血に用いられます。**芎帰調血飲《きゅうきちょうけついん》**（地黄・当帰・川芎・烏薬《うやく》・益母草《やくもそう》・牡丹皮・香附子・茯苓・陳皮・白朮・大棗・生姜・甘草）は、血を補い、循環を改善する作用があり、月経不順、月経痛、更年期障害などに用いられます。

温清飲《うんせいいん》（地黄・芍薬・当帰・川芎・黄芩・黄連・黄柏・山梔子）は四物湯と**黄連解毒湯《おうれんげどくとう》**の合方で、血を補い、熱を冷ます作用があり、月経不順、更年期障害、皮膚炎、イライラ、不安、不眠などに用いられます。

当帰芍薬散《とうきしゃくやくさん》（当帰・芍薬・川芎・茯苓・沢瀉・白朮）は、血を補い、水分の循環をよくする作用があり、月経痛、更年期障害、冷え症、むくみなどに幅広く用いられます。

温経湯《うんけいとう》（当帰・芍薬・川芎・牡丹皮・阿膠・呉茱萸・半夏・麦門冬・桂皮・生姜・人参・甘草）は、身体を温め気血のめぐりをよくする作用があり、生理痛、生理不順、更年期障害、不妊症などに用いられます。

その他によく用いられる処方

当帰建中湯《とうきけんちゅうとう》（当帰・芍薬・桂皮・大棗・生姜・甘草）は桂枝加芍薬湯《けいしかしゃくやくとう》の加方で、血を補い、腹痛を抑える作用があり、月経痛、痔など肛門の痛みなどに用いられます。

当帰四逆加呉茱萸生姜湯《とうきしぎゃくかごしゅゆしょうきょうとう》（当帰・芍薬・桂皮・細辛・呉茱萸・木通・大棗・生姜・甘草）は桂枝湯《けいしとう》の加方で、血行を改善し、身体を温める作用があり、月経痛、頭痛、神経痛、手足の血行不良・冷え症などに用いられます。

小児疾患によく用いられるもの

柴胡清肝湯《さいこせいかんとう》（柴胡・薄荷・黄芩・黄柏・黄連・連翹・山梔子・栝楼根・桔梗・牛蒡子《ごぼうし》・甘草・地黄・芍薬・川芎・当帰）は、炎症を抑え、熱を取り除く作用があり、主に小児の感冒、扁桃炎、精神不安などに用いられます。

升麻葛根湯《しょうまかっこんとう》（葛根・芍薬・升麻・生姜・甘草）は、気道や皮膚の炎症を抑える作用があり、感冒の初期や皮膚炎などに用いられます。葛根湯の加方ではありません。

この他にも、さまざまな処方が用いられます。

耳鼻咽喉科疾患によく用いられるもの

辛夷清肺湯《しんいせいはいとう》（辛夷・升麻・枇杷葉《びわよう》・麦門冬・百合《びゃくごう》・知母・石膏・黄芩・山梔子）は、鼻や気管の通りを改善し、炎症を抑える作用があり、慢性鼻炎、蓄膿症などに用いられます。清肺湯《せいはいとう》の加方ではありません。

この他にも、葛根湯《かっこんとう》や五苓散《ごれいさん》などさまざまな処方が用いられます。

皮膚科疾患によく用いられるもの

黄連解毒湯とその類似処方

黄連解毒湯《おうれんげどくとう》（黄芩・黄連・黄柏・山梔子）は、熱を取り除きかゆみを抑える作用があり、既出のように、皮膚炎のほかにもさまざまな症状に用いられます。梔子柏皮湯《ししはくひとう》（黄柏・山梔子・甘草）は黄連解毒湯を簡素化したような処方で、これも皮膚のかゆみによく用いられます。

清上防風湯《せいじょうぼうふうとう》（防風・荊芥・薄荷・桔梗・白芷・枳実・川芎・連翹・黄連・黄芩・山梔子・甘草）は、炎症を抑え、熱を除き、排膿する作用があり、痤瘡（にきび）など皮膚病に用いられます。荊芥連翹湯《けいがいれんぎょうとう》（防風・荊芥・連翹・白芷・当帰・芍薬・川芎・柴胡・枳実・桔梗・黄芩・山梔子・甘草）は、清上防風湯に血行改善作用のある当帰・芍薬と、さらに免疫調整作用のある柴胡を加えたような処方で、慢性鼻炎、蓄膿症、痤瘡（にきび）、扁桃炎などに用いられます。

消風散《しょうふうさん》とその類似処方

消風散《しょうふうさん》（地黄・当帰・胡麻《ごま》・防風・荊芥・牛蒡子・蟬退《せんたい》・石膏・知母・苦参《くじん》・甘草・蒼朮・木通）は、皮膚の乾燥を防ぎ、熱や湿を取り除く作用があり、湿疹やじんましんなどの皮膚病に用いられます。

当帰飲子《とうきいんし》（地黄・芍薬・当帰・川芎・何首烏《かしゅう》・防風・荊芥・蒺藜子《しつりし》・黄耆・甘草）は**四物湯《しもつとう》**の加方で、皮膚に潤いを与え、かゆみを抑える作用があり、乾燥した皮膚のかゆみや慢性湿疹などに用いられます。

三物黄芩湯《さんもつおうごんとう》（地黄・黄芩・苦参）は、熱を冷ます作用があり、手足や皮膚のほてり、かゆみなどに用いられます。

治頭瘡一方《ぢずそういっぽう》（防風・荊芥・連翹・忍冬《にんどう》・蒼朮・甘草・大黄・紅花・川芎）は、便通をよくし、炎症を抑える作用があり、特に乳幼児の便秘を伴う湿疹に用いられます。

十味敗毒湯《じゅうみはいどくとう》（柴胡・桔梗・樸樕・川芎・独活《どっかつ》・防風・荊芥・茯苓・生姜・甘草）は、炎症を抑え、腫れを取る作用があり、皮膚の化膿、じんましんなどに用いられます。

その他によく用いられる処方

茵陳蒿湯《いんちんこうとう》（茵陳蒿・山梔子・大黄）は、胆汁の排泄や便通をよくする作用があり、黄疸や便秘、じんましん、口内炎などに用いられます。**茵陳五苓散《いんちんごれいさん》**（茵陳蒿・沢瀉・猪苓・白朮・茯苓・桂皮）は**五苓散《ごれいさん》**

の加方で、胆汁の排泄や水分の循環をよくする作用があり、黄疸やじんましん、皮膚のかゆみなどに用いられます。

香蘇散《こうそさん》（香附子・蘇葉・陳皮・生姜・甘草）は、じんましんを抑える作用があります。発汗作用と胃の改善作用もあり、消化器症状のある感冒の初期にも用いられます。

桂枝加黄耆湯《けいしかおうぎとう》（桂皮・芍薬・生姜・大棗・甘草・黄耆）は桂枝湯《けいしとう》の加方で、悪寒、発熱して汗が出る感冒の初期に用いられるほか、湿疹、寝汗などに用いられます。

排膿散及湯《はいのうさんきゅうとう》（枳実・芍薬・桔梗・大棗・生姜・甘草）は桂枝湯《けいしとう》の類似方で、炎症を抑え、膿を出す作用があり、さまざまな皮膚の化膿症に用いられます。

紫雲膏《しうんこう》（当帰・紫根《しこん》・胡麻油《ごまゆ》・蜜蠟《みつろう》・豚脂《とんし》）は、炎症を抑え皮膚再生を促す作用があり、火傷、痔などに外用薬として用いられます。

歯科・口腔外科疾患によく用いられるもの

立効散《りっこうさん》（細辛・防風・升麻・竜胆・甘草）は、歯肉の熱を取り、痛みを止める作用があり、歯肉炎、歯痛などに用いられます。

白虎加人参湯《びゃっこかにんじんとう》（石膏・知母・粳米・人参・甘草）は、熱を冷まし、唾液を出させる作用があり、口渇（ドライマウス）、ほてりのほか、各種の皮膚炎などにも用いられます。

悪性腫瘍のケアによく用いられるもの

十全大補湯《じゅうぜんたいほとう》（人参・黄耆・茯苓・白朮・甘草・桂皮・地黄・芍薬・当帰・川芎）や、その加減方である人参養栄湯《にんじんようえいとう》（人参・黄耆・茯苓・白朮・陳皮・甘草・桂皮・地黄・芍薬・当帰・遠志・五味子）は、気血を補う作用があり、体力低下、虚弱、疲労倦怠などに用いられます。

補中益気湯《ほちゅうえっきとう》（黄耆・人参・柴胡・升麻・陳皮・当帰・白朮・大棗・生姜・甘草）は、消化を整え、気を補う作用があり、食欲不振、虚弱、多汗症、低血圧などに用いられます。

その他の異常によく用いられるもの

清暑益気湯《せいしょえっきとう》（人参・黄柏・麦門冬・五味子・当帰・黄耆・白朮・陳皮・甘草）は、気を補い、水分の循環を調節する作用があり、主に夏バテ（暑気あたり）に用いられます。補中益気湯の加減方です。

さいごに

以上の処方のほかにも、健康保険収載されている漢方エキス製剤もいくつかありますし、保険未収載でもよく用いられる漢方処方もありますが、紙面の都合で省略します。

第二部　病気別・漢方治療の実際

ここでは、第一章で触れた五種類の病気群のうち、現代医学的に治療法がない・非常に治りにくい病気、症状があるがいくら検査をしても異常が認められないものなど、漢方が得意とし漢方でなくては治せないようなケースに絞って話を進めます。これらの病気に、漢方ではこうアプローチするのだという治療法の実際を、具体的な症例をあげながら解説します。

第四章　疼痛——線維筋痛症を例に

ここから、私が診た患者さんのカルテに基づきながら話を展開していきます。ただし、本書で示すべての症例は、患者さんのプライバシーに配慮し、年齢、職業、問診内容などの情報は医学的意義を損なわない程度に相当の変更を加えた上で、話を再構成してあります。

症例1

二九歳女性。二六歳の五月に第一児を出産しましたが、その二か月後より身体のあちこちが痛みはじめ、強い抑うつをきたしたことから、夫のすすめで某心療内科を受診しました。そこでは出産後に多いうつ病と診断され、抗うつ剤や抗不安薬を投与されました。この治療により気分的にはずいぶんと改善しましたが、身体の痛みはまったくといってよいほど改善しませんでした。いろいろな鎮痛剤も試しましたが効果は見られません。そこで漢方治療を試してみようと思い、ある年の四月に私の外来へ受診されました。

この方は、痛みを除けば基本的には身体は健康でした。それまでの各種健康診断で異常を指摘されたこともなく、産前産後の健康診断でも異常はありません。出産も正常分娩でした。身長一五五センチ、体重四〇キロと若干華奢な体格で、皮膚は若干色黒であり、眼光には力がなく、口数や笑みも少なく、鬱々とした印象がありましたが、会話ははきはきとしていて声には張りがありました。体調は、やや便秘気味ですが、食欲は普通にあるといいます。睡眠は、授乳のためにしばしば中断され、不足気味でした。くびから肩にかけてこりがひどく、腰も張ったように痛むとのことでした。

さて、かんじんの痛みの様子ですが、〝多数のガラスの破片のようなものが身体に刺さっているような〟痛みでした。睡眠が十分取れなかったときや、ストレスを感じるときなどに特に強く感じるといいます。

念のために私のところでも血液検査を行いましたが、痛みを起こすような炎症はまったくなさそうで、骨や筋肉が冒されているような異常数値も出ませんでした。触診で、あとで示すように「ACRの圧痛点」のすべてに疼痛があり、その多くは私が指先で軽く押した程度でも激痛が走るといいます。ここで私は、この方の病気は線維筋痛症《せんいきんつうしょう》であると診断しました。

痛みと漢方

漢方では、「長く続く痛みを取ってほしい」といって来院される方が少なくありません。痛みには、頭痛、神経痛、関節痛、腰痛、胸痛、腹痛、歯痛などいろいろとあります。原因のはっきりしているものは多く、整形外科や内科、ペインクリニックなどを中心にみなさんすでに治療を受けておられるのですが、「鎮痛剤を処方されるだけで痛みが取れない」「電気治療なども受けているが、効果は一時的だ」ということで、漢方治療を受けに来られる方も少なくありません。

また、痛みの原因がまったくわからず、どこの診療科に行ってもすっかりお手上げの状態で悩んでいる方も少なくありません。線維筋痛症がその例です。

線維筋痛症とはどんな病気か

線維筋痛症とは、一般に長期間にわたり全身の広い範囲に強い痛みがある病気です。その痛みはとききに激痛となり、日常生活に著しく支障をきたします。また、痛みの強さが気温や天候の変化、精神状態の悪化によって変わります。午前中に症状が強いのも特徴のひとつです。手指のこわばり、顎関節症、四肢のしびれ、震えなどの筋―骨格系の症状はもちろんですが、微熱、疲労倦怠感、寝汗、過敏性腸症候群（原因不明の下痢）、めまい、耳鳴、抑うつ、睡眠障害など、多彩な症状を伴うことが多いことも特徴です。

線維筋痛症の患者数は、全人口の数％程度にものぼると推定されています。女性に多く、年齢別では中高年に多いようです。今のところ原因は不明ですが、各種の膠原病や甲状腺機能低下症の合併率が高いことから、何らかの免疫の異常が絡んでいると推定され、ウイルス感染、精神的・身体的ストレスなどが引き金となって発病するといわれています。

線維筋痛症を慢性疲労症候群の一種とみる研究者もいます。慢性疲労症候群とは、強い疲労が長期間（六か月以上）継続する病気で、微熱・咽頭痛・頸部あるいはリンパ節の腫張、筋力低下、睡眠障害、抑うつなどの症状を呈し、日常生活が著しく阻害されます。これも原因は不明ですが、免疫の異常が絡んでいるとされています。最近、慢性疲労症候群の原因は白血病ウイルスに類似するウイルスではないかという報告がありました。人口の一％弱が罹患していると推定されていますが、更年期障害・自律神経失調症・うつ病・神経症などと誤診されているケースが多いようです。二〇～五〇代の女性に多く、さまざまな治療法が試行錯誤的に行われていますが、治癒率は数％と低いようです。慢性疲労症候群のうち、痛みを強く訴えるものが線維筋痛症と一部では考えられているのです。

なかなか周囲に理解されにくい線維筋痛症

「あなたは線維筋痛症です」と確実に診断できるような検査所見はありません。血液検査、X線撮影、CT、MRIなどいずれの検査でも、線維筋痛症に特有の異常はありません。つまり、ほかのいろいろな病気を想定しつつ消去法で除外していき、最後に残るものを線維筋痛症と診断しているのです。このような診断を除外診断といいます。臨床ではよく用いられる手法です。

線維筋痛症は、最近でこそ注目されているためにご存じの方も少なくないかもしれませんが、数年前までは医師の間でもほとんど知られていませんでした。そのため、患者さんの多くがきちんと診断されないまま、筋肉痛、神経痛などさまざまな病気、あるいはうつ病や神経症などの精神疾患、あるいは自律神経失調症、更年期障害、あるいは単に「気のせい」「不定愁訴」などと片づけられることが多かったのです。痛みが本当につらいときに、周囲になかなか理解してもらえないどころか、「怠けているだけだ」とか「仮病（医学的には詐病《さびょう》という）だろう」などと誤解されやすいことが難

図4-1　線維筋痛症の特異的圧痛点

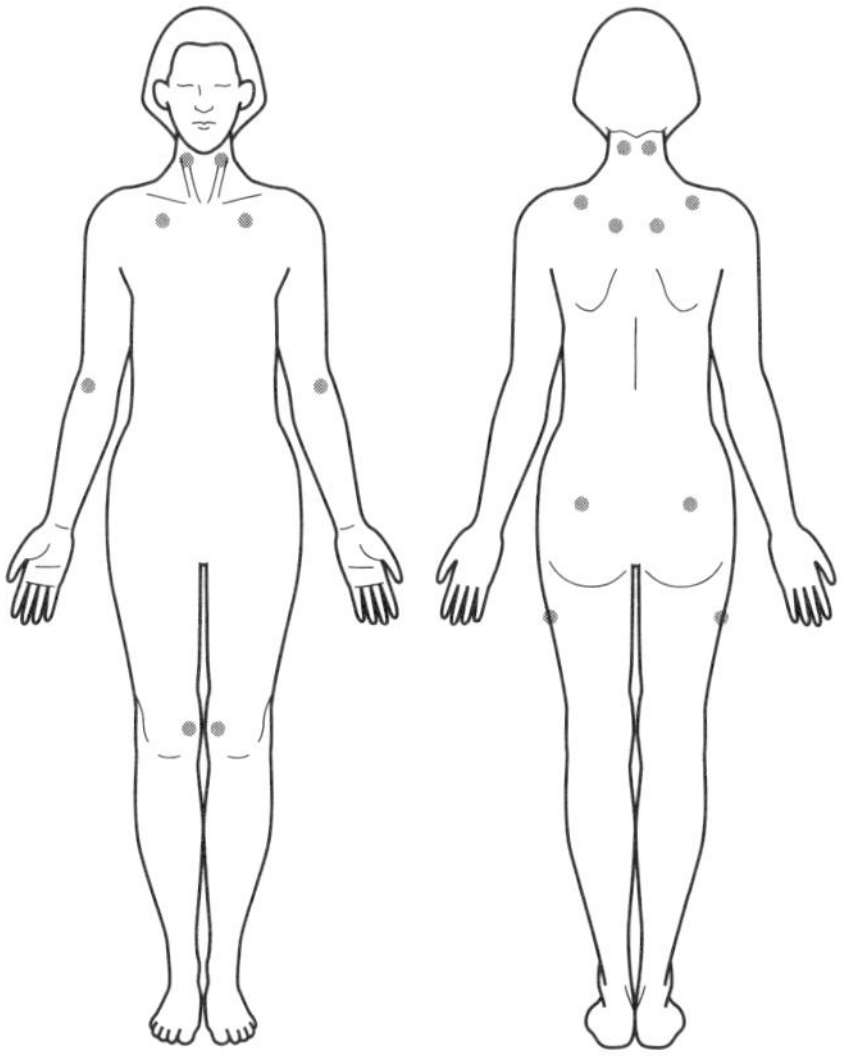

点で、痛みよりもこちらの誤解のほうがつらいという患者さんもいるくらいです。

表4-1　アメリカリウマチ学会（ACR）の線維筋痛症分類基準

1. 広範囲にわたる疼痛の既往があること（三か月以上持続するもの）。
2. 手指による触診にて、一八箇所の特異的圧痛点のうち一一箇所以上に圧痛を認めること（押す力は四kg／㎠程度）。

この二項目を満たす場合に、線維筋痛症と診断（分類）される。

線維筋痛症の治療法

治療には、鎮痛剤やステロイド剤などが使用されることもありますが、多くの場合まったく効果が見られません。最近ではよく抗うつ剤や抗けいれん剤が使用され、効果的だとする報告もあります。また、運動療法や心理療法も用いられることがあります。いずれの場合でも線維筋痛症そのもので死に至ることは少ないのですが、症状の改善には最短でも数か月〜数年程度を要しますし、全般にQOL（生活の質）は必ずしもよくないのが現状です。痛みがつらくて自殺を図るケースもあると聞きます。

私も数年前まではこの病気に対する知識および関心があまりなかったのですが、この方のような典型的な線維筋痛症のケースを何例も経験したことにより、この病気に対し漢方医学的な理解を多少なりとも深めることができました。

では、漢方でこの方の状態をどのようにとらえ、どのように治療していったのか、詳しくみてみましょう。

症例1を漢方的にみるとこうなる

現代医学と違って、漢方ではどんな病気のどんな状態でも「原因不明」とすることはありません。必ず「どこがどのように支障をきたしているか」をとらえ、分析することができます。そして多くの場合、それに適した治療法が何がしか用意されているものです。

この方を漢方的にみてみますと、脈は浮弦《ふげん》*1で舌は淡紅色、舌下静脈に軽度怒張*2が見られました。また、腹診ではへその両側に軽度の圧痛を認めました。*3 腹力《ふくりょく》はやや虚弱でした。

*1 ここで脈が「浮」というのは、医師が人差し指・中指・薬指の三本の指で患者の手首の脈を触れたときに、強く押さえなくても感じ取れるという意味ですが、漢方的には病気が身体の浅い位置にある（これを表証という）ことを意味しています。また「弦」というのは、弦楽器の弦のように脈がピンと張ったように触れるという意味ですが、病気が「寒」の性質を帯びている、すなわち極端な外部の低温や身体の冷えによって起こっている場合（これを寒証という）か、あるいは痛みがある場合にこういう脈を触れることができます。この方には、身体の浅い位置に痛みがある、ということが脈でわかります。まさに問診の通りです。

*2 また、舌の様子では、色調の異常はないので大きな異常が隠れている心配はなさそうですが、舌下静脈（舌を裏返したときに縦に見える二本の血管）が怒張していることは、瘀血すなわち血流の滞りを意味します。

*3 腹診でへその周囲を指で押さえて痛みがあることから、瘀血があることがわかります。しかしそれは軽度であり、メインの原因ではない可能性が高いわけです。

漢方における痛みのとらえ方——気通じざれば即ち痛む

さて、漢方には「気通じざれば即ち痛む（気不通即痛）」という表現があります。これは、中国最古の医学理論書といわれる『黄帝内経《こうていだいけい》』に出てくるもので、漢方医の間では有名な言葉です。

本書の第二章でお話ししたように、人の身体は気・血・水の三要素がバランスよく作用しているのが健康な状態で、バランスが何らかの原因で破綻しているのが病気なのでした。『黄帝内経』のいうように気がうまく通じていない場合に痛むのであれば、この方の場合は、全身にわたって慢性の痛みがあるわけですから、全身の気の流れが悪いということになるでしょう。

第二章で触れたように、気の流れが悪い場合には気虚と気鬱との二種類がありましたが、この方の場合は現在気虚がメインでしょう。心療内科でうつ病（気虚の典型的な症状）と診断されたのも見当違いではなかったわけです。すなわち、足りなくなった（＝虚した）気を補う（補気）ことで気虚を治しつつ、鬱滞して流れの悪くなった気を流し（理気）てやればよいわけです。この補気＋理気が治療の柱となると私は考

図4-2　気の不通が痛みの原因

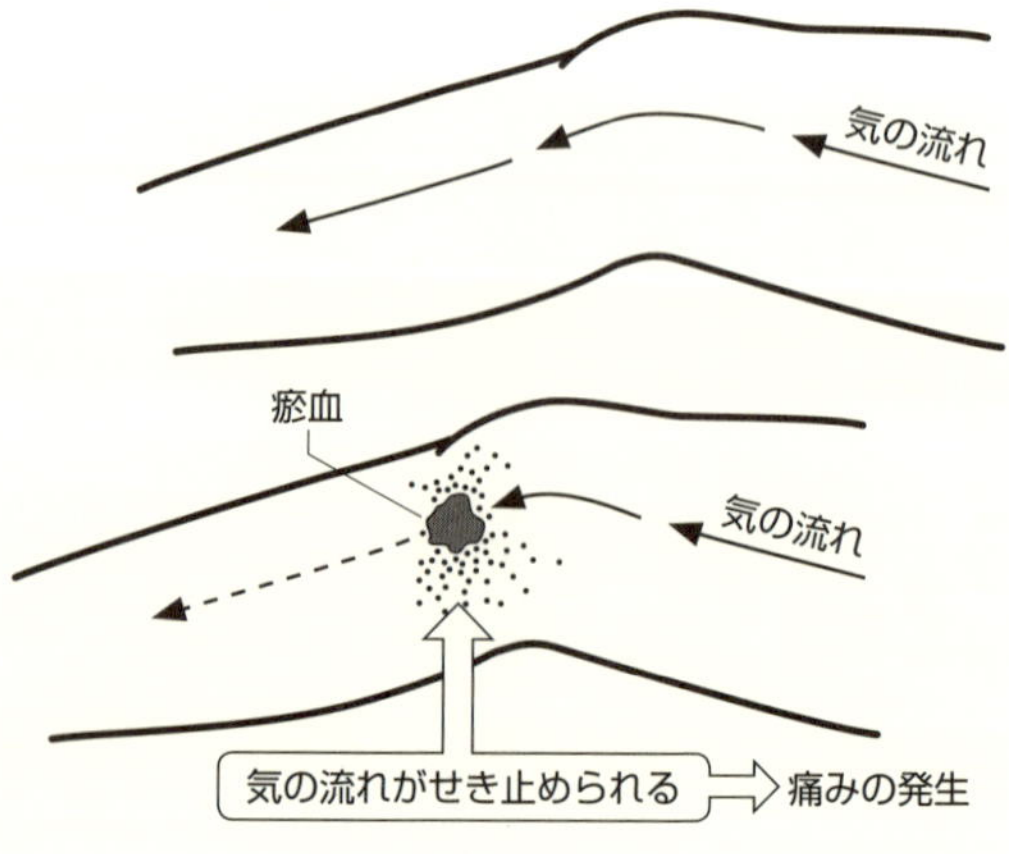

えました。

ところで、気がうまくめぐらないために全身の疼痛が生じるのであれば、気の通り道である経絡上に[4]痛みが出ることが考えられます。実際に、ACRの九対一八個の圧痛点はすべて経穴（天柱《てんちゅう》・扶突《ふとつ》・肩井《けんせい》・天髎《てんりょう》・神蔵《しんぞう》・手三里《てさんり》・胞肓《ほうこう》・環跳《かんちょう》・血海《けっかい》）に一致しています。すなわち、線維筋痛症とは、やはり何らかの理由で気が「不通」となっている状態と考えられます。

瘀血は気の不通を引き起こす

また、漢方では「気不通」状態を引き起こすもののひとつに瘀血があります。血流が停滞してできた瘀血が、気の通り道に居座ることで気を渋滞させるので、これで「即痛」になるのです。瘀血がある部位が特に痛む[5]ことになりますので、これには瘀血を解除する治療法、すなわち活血法（理血法ともいいます）で臨めばよいことになります。ただし、活血だけをやると血をいずれ消耗するというのが漢方の考え方でもあり、気と同様に血も補いつつ流す（補血＋活血）方法を採ることになります。この方には瘀血がありましたので、私はこの治療法が理にかなっていると判断しました。

＊4 いわゆるツボ（経穴）を連ねるルートのこと。身体には左右一二対の経絡が走っていて、病気になるとその病気に合った経絡の気の流れが悪くなる、という説があります。このとき、ツボに反応が出るのです。反応には、発赤、圧痛などがあります。

＊5 これを固定痛といいます。瘀血による固定痛は刺痛、すなわち刺すように痛むことが多いのが特徴です。

症例1の漢方治療の実際

この方の治療では、経過も長くつらい日々を送っておられたので、まずは痛みを少しでも和らげる対症療法を優先する方針を採りました。

まず、くび～肩～腰の張ったようなこりがありましたので、筋肉の張りを抑えて疼痛を改善する方法を用いることにしました。また脈が浮弦ですから、体表に寒《かん》があると考え、ここを温めて気の流れを改善するのがよいとも考え、以上の二つの作用を持つ漢方薬である**葛根湯**《かっこんとう》（エキス剤。以下同じ）をまず投与しました。葛根湯の七つの生薬のうち、葛根・芍薬が筋肉の張りを抑え、麻黄・桂皮が体表を温めて気の流れを改善してくれるのです。あとの三つの生薬（大棗・生姜・甘草）は以上の作用を補佐します。

さて、二週間後に再診しましたが、肩こりが若干楽になったといいます。漢方の効果が少し出てきたようですが、全身の疼痛はまだあるといいます。

漢方では「本治法」と「標治法」のコンビネーションが重要

さて漢方では、病気の根本から治すこと、すなわち病気の本質を見きわめてそれを改善していくこと・歪みを是正していくことを真骨頂としていますが、そのような治療法は本治法《ほんちほう》と呼ばれます。いわゆる根本治療ですが、さすがに時間がかかります。その上に、本治法だけでは現在出ているつらい症状に対して、当面まったく効果がない場合が往々にしてあります。したがって、まずは前面に出ている症状を抑える必要も出てきます。この治療法を標治《ひょうち》法《ほう》と呼びます。

この方の場合は、気を流しつつ、瘀血を取り去って痛みを取ってあげること（理気＋活血）が標治であり、気や血を補い痛みが出ないようにすること、ひいては自力で気血をきちんと生み出し循環させることができるように持っていくこと（補気＋補血）が本治に相当します。まずは標治、続いて本治、場合によっては標・本を同時に治療していくわけです。このようなコンビネーション治療が漢方治療の極意のひとつです。

そこで、葛根湯に桂《けい》枝《し》茯苓《ぶくりょう》丸《がん》を加えることで標治を徹底して行うことにしました。五つの生薬からなる桂枝茯苓丸には桂皮と芍薬が入っているので、葛根湯の持つ二つの作用をさらにアップしてくれますし、桃仁・牡丹皮という活血力に優れた生薬が入っていますので、活血作用で瘀血も取り除いてくれることが期待されました。

図4-3　本治と標治

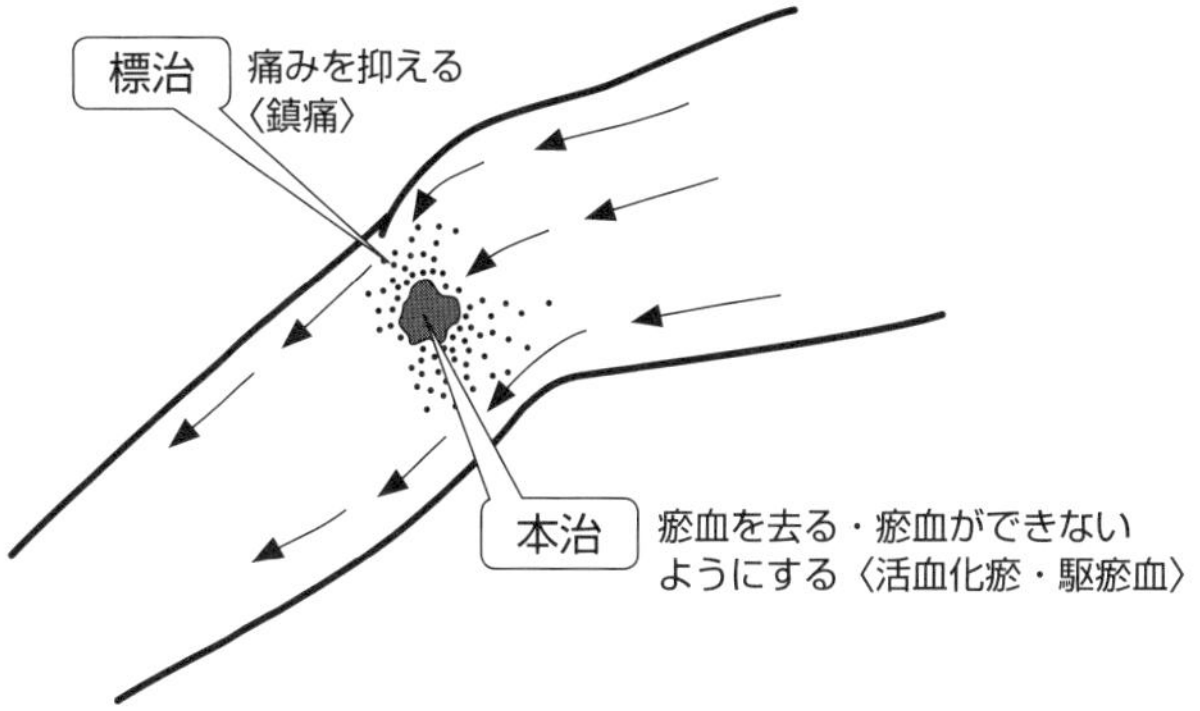

鎮痛効果に優れる附子でも取れない頑固な痛み

ところが、この葛根湯＋桂枝茯苓丸が全身の疼痛には一向に効く気配がありません。葛根湯はくび〜肩〜腰のこる痛みには効いていることから、これは線維筋痛症による全身の疼痛とは別の由来のものであった可能性が高くなりました。

患者さんは漢方に期待を寄せていたのか、少しがっかりしているようでしたので、活血作用に抑うつ気分を解消する力もある加味逍遙散《かみしょうようさん》を加えてみました。加味逍遙散には一〇種類の生薬が含まれますが、柴胡・山梔子という生薬が精神安定作用に優れます。この方の場合には少し眠りが深くなり、精神心理面には若干効果がありましたが、かんじんの痛みにはまったく改善が見られません。一か月ほど続けてもまったく駄目でしたので加味逍遙散を中止しました。

ここで私は、漢方薬の切り札である附子《ぶし》を投入しました。附子には身体を強力に温める作用がありますし、現代西洋医学的な鎮痛という面に関しても、漢方薬の中では最も効果が高いとされています。ただし、附子はそのままでは毒性が強いので、高熱処理して服用可能にした加工附子末を用います。

この方の場合は、これを葛根湯＋桂枝茯苓丸に少しずつ加えていきましたが、痛みが若干軽くなったといいます。しかし、附子が効いているのも服用後わずか一、二時間の間で、一日三回の服用では薬が切れている時間帯には相変わらず痛いのです。そこで、さらに使用量を増やしていきました。

ところが、通常量の倍（一日三g）まで増量したところで動悸や口のしびれなどの副作用が出てきたため、これ以上使うことには無理がありました。

意外な突破口――痛みの原因は「湿」であった

効果がうまく出せないままだらだらと治療を続けていましたが、そうこうしているうちに、六月になり、患者さんは「眼がかゆくて眼脂《めやに》が出る」と訴えました。このときの脈が浮滑《ふかつ》で、舌は胖大《はんだい》、歯痕も明確でした。脈が浮なのは相変わらずですが、滑というのは、動脈の中をコロコロと小さな玉が転がってくるような触れ方をする脈のことで、主に湿気にやられたとき、体内の水が過剰になっているときなどに出現します。胖大舌はやはり水分の過剰を意味し、舌の辺縁に歯の痕がついてギザギザに見えるのです。ちょうど梅雨の時期でもあり、湿にやられたものと判断しました。

漢方では湿を、外から襲ってくる病気の原因（邪気）のひとつにあげており、湿邪と呼びます。湿邪に襲われたときには、余剰な水分を身体の外へ捨て、さらに体内の水の循環をよくする「利水滲湿《しんしつ》剤」という一群の薬を用います。ここで、脈が浮であることに注意し、病邪は依然として身体の表にあるわけですから、葛根湯の成分である麻黄や桂皮などは継続して使いたいわけです。そこで葛根湯の代わりに**越婢《えっぴ》加朮《かじゅつ》湯《とう》**とし、これを桂枝茯苓丸と合わせて投与することにしました。越婢加朮湯には麻黄のほか、白朮という利水滲湿作用のある生薬が入っています。越婢加朮湯は眼や関節などの炎症があるときによく用いられる処方ですが、この方の場合では、桂枝茯苓丸の中の茯苓、さらに麻黄と合わせると利水滲湿作用が強くなります。

この処方にすると、眼の症状は数日で速やかに消失しましたが、驚いたことに身体の痛みもかなり改善したのです。すなわち、この方の身体の痛みは湿によるものが大きいことがここではじめてわかったのです。そのため、その後も越婢加朮湯を継続し、十分痛みがとれたところで少しずつ減らして、一〇月にいったん治療を終了しました。

二か月後に再診があり、「薬を服用していると痛みをほとんど感じませんが、服用しないと再度痛みが出てきます」というので、さらに一か月分処方しました。その後は受診がありません。遠方からの通院でしたから、あるいは近所の医師に越婢加朮湯を継続処方してもらっているのかもしれません。

症例1の漢方治療のまとめ

この患者さんの場合は、体表近くに存在する湿による疼痛と最終的に判断できましたが、初診されたとき、あるいはその後しばらくの間は、湿に対して私はまったくノーマークだったことになります。もちろん、湿の存在を積極的に疑わせる所見はありませんでした。治療中にたまたま梅雨の時期に差し掛かり、眼の症状が出てきたためその治療を開始したところ、線維筋痛症の症状も取れたところではじめて湿が悪さをしていたことに気づいたのです。

振り返ってみて、湿の存在を疑わせるのはただ一点、全身の痛みが産後二か月の七月に発症していたことです。やはり梅雨の時期です。このように、漢方では発病に至ったきっかけとして、天候などの自然環境も重視しますが、これには当初気づくことができませんでした。もちろん、すべての線維筋痛症が梅雨の時期に起こるわけではありませんが、この方の場合はそうだったわけです。湿というのは、外から襲いかかる環境要因としての湿邪のほか、体内で湿がたまって病的になる「内湿」もあります。

「気不通即痛」の原因は、瘀血のほかにもある

ところで、漢方には「久病《きゅうびょう》を見れば痰と思え」という格言があります。久病というのはすなわち慢性疾患のことです。「痰」というのは、口から出てくる痰も含みますが、漢方ではもっと広い概念を指す言葉で、その結果として水《すい》（津液《しんえき》）が停滞し、内部あるいは外部からの熱で蒸されて固まった病理産物のことを指します。

水を正常に循環させるのは気の働きです。慢性疾患ではどうしても気を消耗してしまいますので、水が停滞しやすくなります。これが湿です。ここに微熱を伴うとこれが水湿を蒸し、痰を形成しやすくなります。痰は病理産物なのですが、いったん身体のあちこちにできてしまうと、今度はこれが気の流れを塞ぐなど悪さをします。気が流れないと痛みが出るのでした。慢性疾患における疼痛は、気滞、瘀血のほかに痰の存在をも忘れてはならないのです。この点については私もうかつでした。

図4-4　気の流れを阻害するいろいろな原因

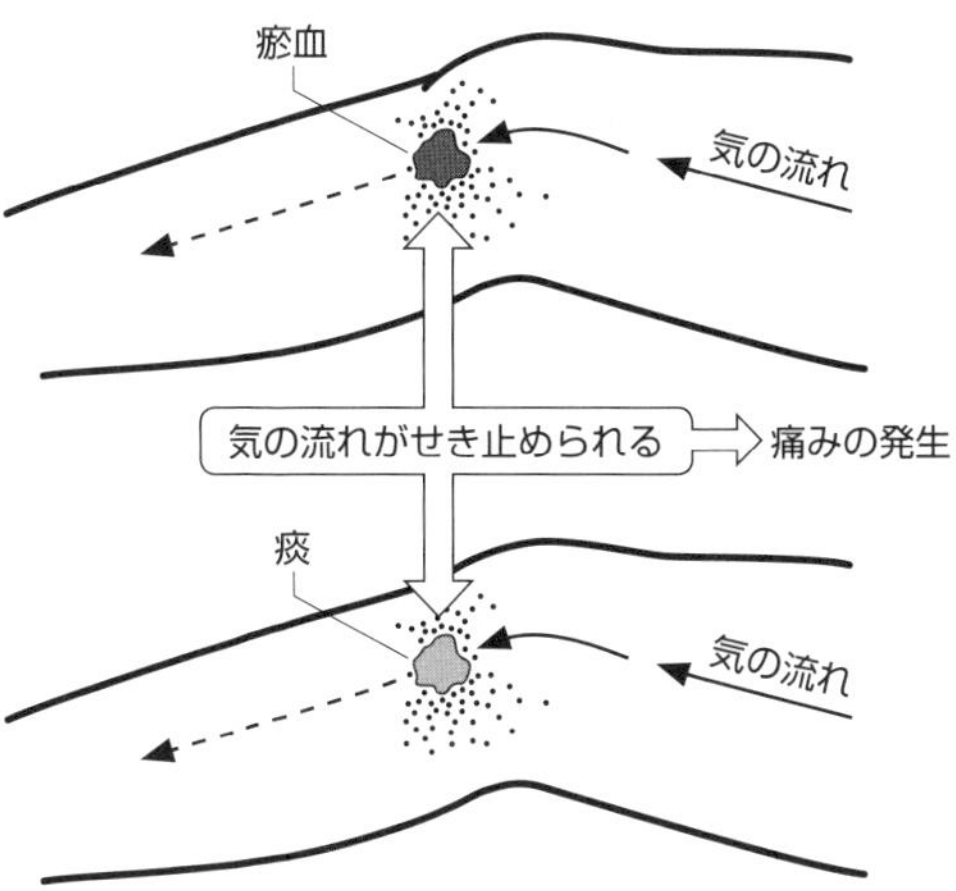

越婢加朮湯は、先述のように茯苓・白朮という生薬が麻黄の力を得て水の循環をよくし、痰をも徐々にですが消し去ってくれます。また、新たな痰の生成を防いでくれます。この患者さんがいったん薬を減らし、中止してもしばらく痛みが出なかったのは、痰がしばらく身体の中から消えていたということでしょう。

やはり本治が重要

そうしますと、こういうケースでは痰を溶かし、さらに痰をできなくするような薬をはじめから投与していれば、よりうまくいった可能性があります。痰を溶かすのは標治、痰の生産を抑えるのが本治です。痰を溶かす薬を「化痰剤」あるいは「消痰剤」などと漢方では呼びますが、代表的な生薬に半夏・陳皮などがあり、これらを配合する処方には二陳湯《にちんとう》、六君子湯《りっくんしとう》などがあります。

漢方では、痰を生むのは脾《ひ》であるといいます。正確には、気を生みだすはずの脾が失調するから気が虚し、その結果、湿が停滞して痰が生まれるのですが、それならば脾の機能を正常に保つ（補脾）と、今後痰が生まれなくなります。それには茯苓、人参、白朮などの補脾剤と呼ばれる一群の薬を使います。補脾剤はほぼ補気剤であり、しかもその多くは利水滲湿作用も持っています。補脾作用＋化痰作用を合わせ持つ処方の代表が六君子湯です。この患者さんの場合、いつまでも利水滲湿の越婢加朮湯のみで標治を続けるのではなく、六君子湯などに切り替えて本治をも図るのがベストだといえるでしょう。

線維筋痛症の漢方治療全般

線維筋痛症は決してまれな病気ではありません。そうすると、私がいま診ている多くの患者さんの中に線維筋痛症の方が潜んでいる可能性は高いのです。私のクリニックにも肩こりを含め腰痛などの疼痛性疾患で定期的に受診している患者さんは相当おられますが、疼痛部位を確認しACRの基準を当てはめてみると、線維筋痛症ではないかと考えられる方が何名も含まれていることがわかりました。

漢方治療では、「証」すなわち四診から得られる病態のタイプ別に薬を選びます。病名で選ぶのではありません。私が治療している中では**葛根湯**、**桂枝湯**《けいしとう》、**桂枝加朮附湯**《けいしかじゅつぶとう》、**越婢加朮湯**、**防已黄耆湯**《ぼういおうぎとう》などを単独あるいは併用で使っている方が多く、やはり表寒証＋湿証を呈する方が多いように思います。桂枝湯で劇的に治ったケースを二例、ほかの論文で紹介していますが、桂枝湯には湿を消し去るような作用はほとんどありませんので、この場合は表にある寒が桂枝湯で取れたものと考えてよいでしょう。

漢方の古典である『傷寒論』でも、身体疼痛は表証となっています。この表証を桂枝湯で攻めよというのが正攻法なのですが、実はこの状態にもっと適するのは**麻黄湯**《まおうとう》なのです。麻黄湯は、脈が浮で緊（力強く触れる）であり、汗がない場合に用いよとあります。私はこれまで線維筋痛症の方を麻黄湯で治療した経験はありませんが、麻黄湯が適当と判断すれば使ってみたいものです。ただし、麻黄湯は気を損傷しやすいので長期に用いる薬ではありません。何らかの補気剤を併用しながら用いることになります。

個人差をきちんととらえて治療すべき

この他、文献的には麻杏薏甘湯《まきょうよくかんとう》、芍薬甘草湯《しゃくやくかんぞうとう》、柴苓湯《さいれいとう》、当帰四逆加呉茱萸生姜湯《とうきしぎゃくかごしゅゆしょうきょうとう》、抑肝散《よくかんさん》などの漢方薬による治療効果についての報告がありますが、いずれの場合にも患者さん一人ひとりの証をきちんととらえて治療するべきです。患者さんは同じ病名であっても非常に個人差が大きく、特に線維筋痛症などという除外診断で診断される病気にあっては、現代西洋医学的にもその全貌がまだつかめていないことから、複数の病気をまとめてそう呼んでいる可能性が非常に高いのです。「線維筋痛症にはこの薬」というのはありません。

漢方薬の効き方も個人差が大きく、たとえば越婢加朮湯が効きそうと判断したけれども効かない方には、通常量の二倍、三倍と投与してはじめて効果が出るのかもしれません。ただし、そういう使い方はときに大きな副作用を生みますし、健康保険では認められていませんので、その是非については慎重に検討する必要があります。

附子で痛みが取れなかった理由

興味深いのは、私の経験でも、文献的にも、線維筋痛症に附子が効くケースが少ないことです。先述のように附子というのは鎮痛作用に優れる生薬で、ほかの多くの疼痛性疾患に用いて効果を上げています。特に、冷えて増強する神経痛、関節痛に対して効果が高いのですが、私が使っている限りにおいては、線維筋痛症の患者さんにはなぜか効きません。附子は温めて痛みを取る薬ですから、寒による疼痛にはよいはずです。

ところが、これが効かずに利水滲湿剤などが効いているところから、線維筋痛症は寒によるものというよりも、湿によるものである、少なくとも私が見た症例の中では湿によって発症・悪化している例が多いということはいえると思います。あるいは寒のみによって起こるものではない、というほうが正しいでしょうか。

線維筋痛症と鍼灸

鍼灸《しんきゅう》は、文字通り鍼やお灸でツボを刺激し、これによって病気を治す方法です。漢方治療ではありませんが、すっかりおなじみだと思います。鍼灸によりさまざまな痛みが軽減されることがよく知られています。痛みのある場所に近いツボに鍼を刺したりお灸をすえることが多いのですが、遠く離れた部位を刺激して痛みを取る場合もあります。いずれも鍼灸の理論に基づいて、それぞれの鍼灸師の経験を加味して治療を行うのですが、速効性があり、しかも薬を使わず鍼一本で（あるいは艾《もぐさ》で）治療するだけなので、副作用がきわめて少ないのも魅力です。ただし、鍼を刺してはいけない部位、お灸をすえてはいけない場所など細かい注意点があります。鍼は資格を持った鍼灸師にしか施術できませんし、お灸も家庭でできる場合もありますが、鍼灸師に任せることをおすすめします。

線維筋痛症にももちろん応用できるので、試してみる価値があるでしょう。

さいごに

本章では、痛みをテーマにお話ししてきましたが、痛みをきたす病気をいろいろとあげるのではなく、難治の部類に入る線維筋痛症を代表に取り上げて解説しました。というのは、現代医学的には、神経痛、関節痛、腰痛、頭痛、歯の痛み等々、痛みにはいろいろあり、原因にいろいろとあっても、漢方では痛みは気が通じないために起こるもの、気を通じさせれば取れること、を基本とするからです。すなわち、漢方では、「証」を取ることで、現代医学の病名とは無関係に治療できるからです。

このように書いてきますと、あらゆる痛み、とりわけ線維筋痛症は必ずいずれかの証であると漢方的に把握されるのだから、証さえしっかり見きわめて適切な漢方薬で治療すればいずれは必ず治る病気だと思ってしまう方がいるかもしれません。もちろん、そういうふうに治したいのが私の目標です。漢方理論では明確にどこがどう病んでいるかをとらえることができますし、実際に治っていく方もいます。

しかし、正直なところなかなかうまくいきません。たとえ理論的には病気を完璧にとらえることができても、実際にそれに合う漢方薬がないか、あっても効果が不十分なのか、もしくはそもそも医師の腕が今ひとつという可能性もあります。私は、多くの場合はエキス剤ではいかんともしがたく、さまざまな生薬を個々のケースに合わせてさじ加減することで調合した「煎じ薬」で治療していますが、現実には難しいものです。

それでも、現代医学でも治らない場合には、漢方治療という選択肢が残っていることは確かです。「現代医学で治らなければ終わり」ではありません。そういう方の何%かは漢方で治っているのです。あるいは、治るところまではいかなくても、漢方で症状の軽減を図ることができる可能性が残されています。諦めてしまうにはまだ早いと思います。

第五章　感覚の喪失——味覚障害・嗅覚障害

前章では、普通の感覚に痛みというつらい感覚が加わった病気についてお話ししてきました。今度は、あるべき感覚がなくなってしまう病気について説明していきます。

私には、味覚・嗅覚障害の方を漢方だけで治療した経験はそれほど多いわけではありません。早い段階で耳鼻咽喉科もしくは脳神経外科へ紹介してしまうからなのですが、逆にそのような科から回ってこられる患者さんも少なくありません。

では、漢方では味覚・嗅覚障害の患者さんを診た場合、状態をどのようにとらえ、どのように治療していくのか、例をあげて詳しくみてみましょう（なお、患者さんの情報は、前章と同様にプライバシー保護のため医学的意義を損なわない程度に変えてあります）。

症例1　味覚障害

三四歳女性。一〇年以上前から少しずつ味覚が低下してきているようだといいます。現在はかろうじて甘味がわかる程度だそうです。

それ以外にも、ひどい片頭痛があり、月経（生理）前に強く、光や音の刺激で悪化するというのです。低気圧の接近時や雨の前には特にひどくなるそうです。ズキズキと頭の血管が脈打つような頭痛に見舞われた日は、通常の鎮痛剤は効かず、片頭痛の特効薬とされているトリプタン系の片頭痛薬を服用してもすっきりしません。ただ頭痛のすぎるのをほとんど寝てばかりの状態で待つしかないのだそうです。

過去に受診した耳鼻咽喉科では、味覚障害の原因は亜鉛不足であろうということで、亜鉛製剤を処方されてしばらく服用したことがありましたが、効果はなく、さらに頭痛も激しいため脳神経外科でCTなどさまざまな検査も受けましたが、異常はないということでした。

このような状態の改善を求めて、通院中の耳鼻咽喉科から紹介状を携えて、私の外来へ受診されました。

体格は、身長一六六センチ、体重七〇キロとやや肥満気味です。このため食事には気をつけるようにしており、特に偏食はしていないようです。便も正常、月経も順調で、月経痛は鎮痛剤一～二錠で治まる程度だそうです。汗かきで疲れやすく、少し動いただけで息切れもします。精神的には、ちょっとしたことでイライラし、焦燥感も強いのですが、逆に鬱々と落ち込むことも多いそうです。睡眠については寝つきはよいのですが、途中で何度も目が覚めてしまうそうです。ほかは特に異常はありません。

当院では、まず本当に亜鉛不足なのか、あるいは味覚障害を起こす何かほかの病気が隠れていないかどうかをひと通り検討しました。血液検査では亜鉛は正常で、ビタミンや鉄分も異常なく、唾液腺炎を起こすシェーグレン症候群もなさそうで（抗SS-A／Ro抗体陰性）、糖尿病やその他膠原病なども否定的な所見でした。また、常用している薬もなく、先述のようにトリプタン系の薬を月に数錠服用する程度です。

味覚障害とはどんな病気か

私たちが物を飲食すると、普通は味を感じます。味覚は最終的に脳で感じるものですが、まず舌で飲食物に接触し、飲食物中の分子が舌に分布する味覚受容器（作用には亜鉛を必要とする）によって検知され、その刺激が神経を通って脳へ運ばれるのです。味覚障害では、この経路のどこかが障害されていることになります。

このうち最も頻度の高いものは、亜鉛不足による味覚受容器障害です。亜鉛は身体の正常な働きに必要な微量金属で、普通の食事で十分に摂れますが、極端なダイエットや偏食などで亜鉛不足の人が少なからずいるようです。

見逃されがちなのが薬剤性味覚障害です。多くの薬物でその報告があります。それらの薬物は飲食物中の亜鉛を吸着し、吸収を妨げるものが多いようです。

また、唾液が少ないと味覚受容器がうまく作動しません。入れ歯、舌や唾液腺の炎症、舌がんなどの口腔内の病気のほか、糖尿病や鉄欠乏性貧血、ビタミン欠乏、シェーグレン症候群などの全身の病気でも、口の中の粘膜が障害され口が渇きます。唾液の分泌を低下させる薬も少なくありません。

神経の異常による味覚障害は多くはありませんが、脳腫瘍、脳梗塞によるものや、耳やのどの手術で神経が損傷を受けて発症するものもあります。あるいは、嗅覚が低下すると味覚も低下します。食事をおいしいと感じるのは舌だ

図5-1　味を感じ取るしくみ

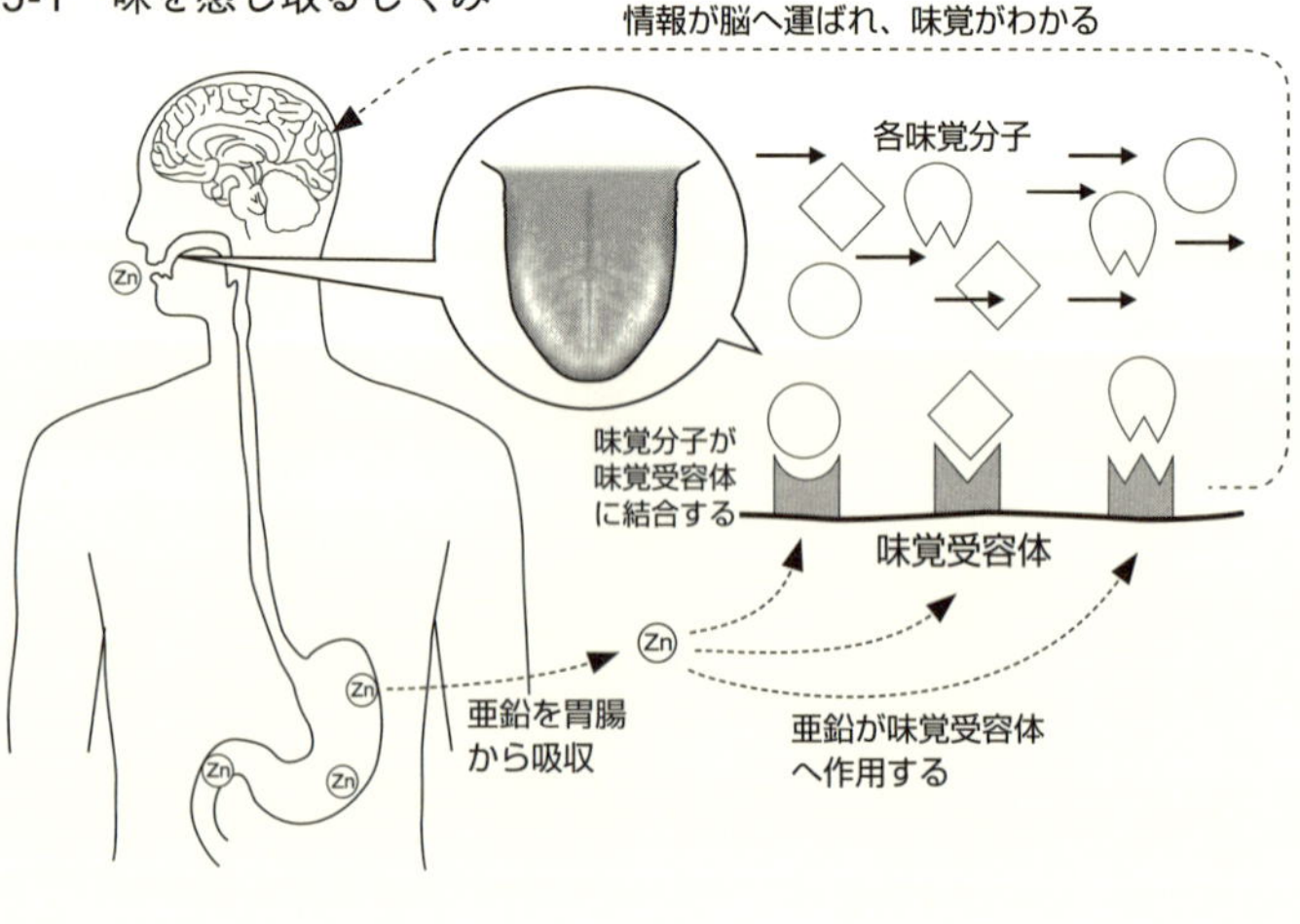

けではありません。臭いも役立っているのです。

この他、精神的ショックによるもの、原因不明なものなどもあります。

高齢者では、食事の量が減少するために亜鉛の吸収が落ちるほか、若年者に比べて全身性の病気が多く、薬も多数を服用している場合が多いため、味覚障害になりやすいのです。

味覚障害は主に耳鼻咽喉科の病気です。まずは耳鼻咽喉科を受診します。そこで舌の検査をはじめ、味覚検査、嗅覚の検査、脳のＣＴやＭＲＩなど神経関連の検査、あるいは血液中の亜鉛量の測定、今服用中の薬の検討などを行います。必要があれば、さらに内科や脳神経外科へ紹介されることになります。

味覚障害の一般的な治療と漢方

治療は、原因に応じたものになります。亜鉛不足であればこれを亜鉛製剤で補い、薬剤性であれば中止したり、別の薬剤に変更したりします。何かの病気が原因であればその治療を行うことで味覚障害も治療できます。

漢方の出番は、先ほども書いたように、まず原因の検索を行ったあとになります。たとえば脳腫瘍が隠れている一方で漢方薬を服用していても、効果がないどころか悪化し、生命に危険が及ぶこともありますので、まずは現代医学的に諸検査を受けるべきです。それで異常がない場合、あるいは不幸にして現代医学では手がつけられない場合、はじめて漢方治療の出番となります。

症例1を漢方的にみるとこうなる

この方を漢方的にみてみますと、まず全体に元気がありません。全身ぽっちゃりと水太り体型で、皮膚が白く、よく汗をかくそうです。また、通常はよいのですが、冷たいものを食べたあとによく下痢を起こすともいいます。舌が胖嫩《はんどん》で淡白色、つまりぼってりと腫れたような舌です。舌下静脈も軽度怒張しています。脈は沈・細・虚で、細い力のない脈です。以上より、この方は脾虚、すなわち消化吸収方面に問題があることがわかります。血虚や瘀血も少しありそうです（第二章参照）。

漢方でいう脾とは、現代医学でいう消化・吸収のほか、エネルギーすなわち漢方でいう気の産生も司ります。したがって、この方に見られるような全体的な元気のなさは、漢方では気虚ということになります。気虚が全身に及ぶと、全身のいろいろな働きが低下しますので、その一端として味覚機能が低下したと考えられなくもありません。

気虚になると、水を推動する力もなくなりますので、むくみが起きます。むくみは、水が過剰になったときに起こるだけではありません。またむくみは、湿邪（雨や台風など）の接近で悪化しますが、これはこの方への問診でもその通りでした。片頭痛も一般に湿邪の接近で悪化しますので、この方の場合は、気虚（脾虚による）があって湿が停滞している脾虚湿滞という状態です。

気虚以外の問題点

よく問診しますと、二〇歳ごろはむしろやせ気味だったそうですが、社会人になってストレスがたまり、性格も内向的だったせいか食べることでストレスを解消する傾向になり、徐々に体重も増えてきたそうです。漢方では、物を食べすぎるとそれは余剰となって蓄積し（食滞《しょくたい》という）、さらに熱で蒸されて痰に化し、気の流れを阻滞し、身体の正常な機能を低下させます。この痰を除くのも治療の一環です。

さらに、月経が悪さをしています。先述のように、月経痛は瘀血によることが多いものです。この方も舌診における静脈怒張や腹診における臍傍《さいぼう》圧痛などがありましたので、瘀血と判断し、活血（血行改善）することが有効と判断しました。また、血はめぐらすだけではいけません。この方のように病気が慢性化すると、気と同様に血も消耗していることがあります。だから血も補う必要があります。

症例1の漢方治療の実際

さて、以上のように見立てて、まずは気を補い（補気）、血の循環を改善し（補血・活血）、停滞した水湿を動かす（利水）つもりで**十全大補湯**《じゅうぜんたいほとう》＋**五苓散**《ごれいさん》（エキス）を処方しました。十全大補湯は補気＋補血の代表的漢方処方であり、一方の五苓散は利水剤の代表です。

二週間分としましたが、まったく効果が見られないどころか、余計に汗をかくようになったというので、両方のエキス処方に含まれ発汗作用のある桂皮を抜き、止汗作用＋消腫（むくみを抑える）作用のある黄耆を増量したいのですが、エキス剤では適当なものがありませんので、ここから煎じ薬処方としました。また、脾が強くないので、十全大補湯の成分で脾を傷める可能性のある地黄を抜きました。す

なわち、

当帰〈四g〉、芍薬〈四g〉、川芎〈四g〉、人参〈四g〉、茯苓〈四g〉、白朮〈三g〉、猪苓〈三g〉、沢瀉〈三g〉、甘草〈二g〉、黄耆〈六g〉

としました。

舌の漢方的な意味

これでさらに二週間経ちましたが、まだ変化はありません。さらに四週間経過を見ましたが一向に味覚は改善しません。患者さんも、一〇年前からの病気が簡単に治るとは考えていないようでしたが、症状がぴくともしなければ治療法を再考する必要があります。

漢方では、身体の部分的な症状をも全身の歪みとしてとらえるのですが、ここでは舌にフォーカスを合わせることにしました。

漢方では「舌は心の苗」といいます。「心は舌に開竅《かいきょう》する」ともいいます。先述の『黄帝内経』に出てきます。これは、舌には五臓でいう「心」の作用が表出するという意味ですが、舌の機能異常とは心の異常の現れたものととらえることも可能です。心の作用は血脈と神志《しんじ》を司ることとされていますが、前者は説明不要でしょう。神志とは精神や意識の状態のことで、これが不安定では睡眠も障害されることが知られています。

したがって、今度は心の作用を補う治療を加えました。煎じ薬ではこのあたりの出し入れが容易です。具体的には、竜眼肉、大棗、竜骨、牡蛎を加え、

当帰〈四g〉、芍薬〈四g〉、川芎〈四g〉、竜眼肉〈六g〉、人参〈四g〉、茯苓〈四g〉、白朮〈三g〉、猪苓〈三g〉、沢瀉〈三g〉、大棗〈六g〉、甘草〈二g〉、黄耆〈六g〉、竜骨〈三g〉、牡蛎〈三g〉

としました。竜眼肉には脾を補う作用もありますので、うってつけでした。

さて、新しい処方に変えてすぐに効果が出たようです。まず甘味が強く感じられるようになり、続いて塩味が戻ってきたそうです。それと同時に、自分が今飲んでいる漢方薬をはじめて〝まずい〟と感じたそうです。睡眠もぐっすりとれるようになり、それに引きずられるように精神状態が安定していきました。このころから診察時に笑顔が見られるようになりました。

結局、この処方を半年ほど続け、一日分を二日で服用するなど漸減していき、一年ほどで治療を終了しました。現在は、片頭痛の治療のみを続けていますが、猪苓湯《ちょれいとう》エキスでほぼ十分な効果が得られています。猪苓湯は五苓散に似て水湿を除去する処方ですが、桂皮が入っていないので発汗作用がなく、この方には合っているようです。

症例1の漢方治療のまとめ

この患者さんの場合は、結局心の機能を改善することで味覚を回復することに成功しました。もちろん、補気、補血・活血などが無効だったとはいえません。じっくりとこれらを補っていたからこそ機能回復が見られたのかもしれません。いきなり心の機能改善だけを狙っても効果があったかどうかは疑わしいところです。

振り返ってみますと、社会人になったストレス→過食という経路を通って病気になっています。原因は精神的ストレスと考えてよいでしょう。漢方の五臓論では、精神（肝）が病むとその病は心に伝わり、さらに脾に伝わるのですが（図5-2参照）、この患者さんの病態もこの通りに進んだと考えられます。

また、薬だけが病気を治したとは思えません。漢方治療の途中で、患者さん自身がこれまでの生活履歴を見直し、またご自分で非常に積極的に漢方の勉強をされ、しばしば診察室が議論の場にもなったりしましたが、それだけ自分の病気の仕組みに気づき、生活を是正されていったことが大きかったように思い

図5-2　肝鬱脾虚

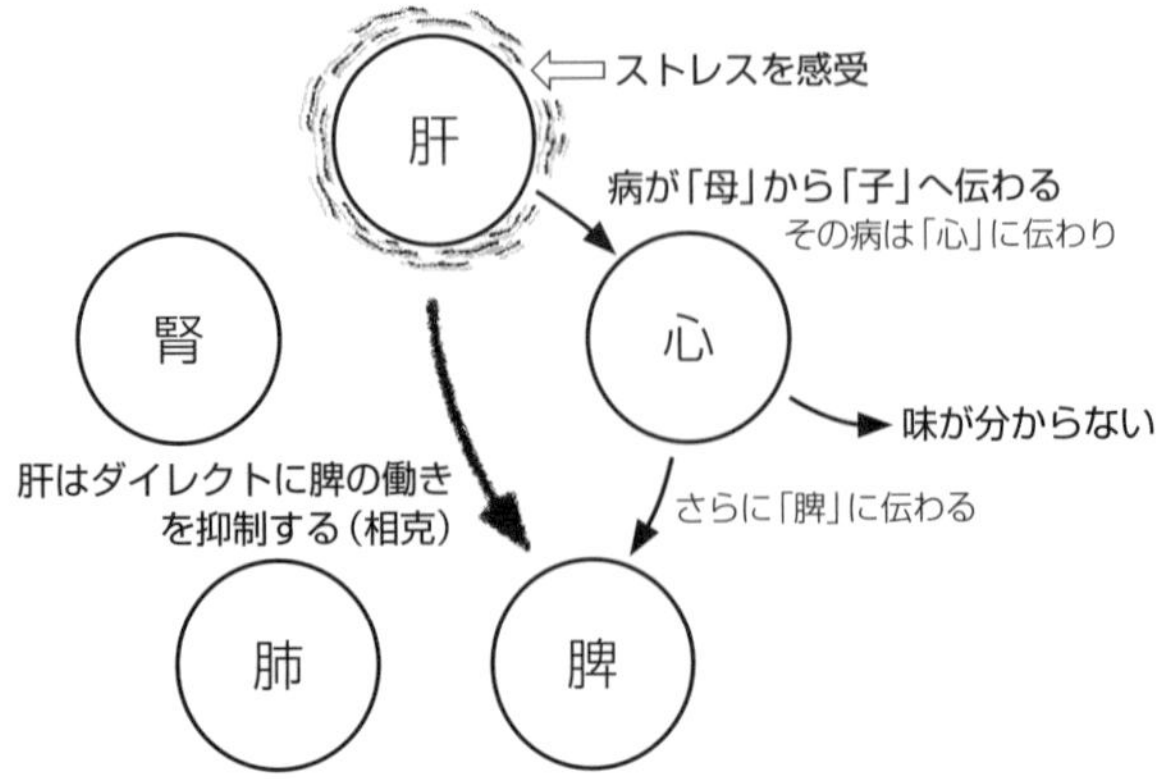
肝
ストレスを感受
病が「母」から「子」へ伝わる
その病は「心」に伝わり
腎
心
味が分からない
肝はダイレクトに脾の働きを抑制する（相克）
さらに「脾」に伝わる
肺
脾

ます。

さて、この方は結局、現代医学的にはどういう味覚異常に分類されるのでしょうか。おそらく原因不明ということになりそうですが、あるいは精神的なものかもしれません。

余談ですが、生薬には亜鉛を含むものもあります。漢方薬は生薬を煎じ詰めたものですから、漢方薬で亜鉛を一部補充できたのかもしれません。治療に十分な量だったとは思えませんが。

症例2　嗅覚障害

二二歳女性。半年ほど前にかぜをひいたあと、突然嗅覚がなくなりました。スギ花粉症も持っていたことから、かかっていた内科では鼻詰まりだろうということで、抗アレルギー剤と点鼻薬を処方されました。しかし治らないため、耳鼻咽喉科を受診したところ、ステロイド剤の点鼻薬を処方されました。それでも一か月経っても改善しません。ビタミン剤も追加投与されましたがまったく改善しません。種々の漢方薬も処方されましたが効果がありません。医師には、「感冒（かぜ）のウイルスで嗅神経がやられたためであろう、おそらく治らないだろう」といわれ、そのうちステロイドも中止されてしまいました。途方に暮れつつ、私の外来へ受診しました。

体格は、身長一五二センチ、体重四一キロです。色黒なほうで、便秘傾向、月経は延長気味で、月経痛は軽度です。肩こりがひどく鍼治療もよく受けています。精神的にイライラしやすく、睡眠については寝つきが悪いそうです。ほかは特に異常はありません。

急な発症であり、脳梗塞や外傷もなく、感冒による末梢神経性嗅覚障害（後述）であることはほぼ明らかでした。どんな治療にも反応せず、しかも半年も経過しているので、嗅神経（後述）が壊滅的なダメージを受けていて、もはや回復不能であろうと思いました。患者さんにもそう伝えましたが、「まだ若いし、諦めきれない、駄目でもともとです」

とのことで、私も途方に暮れながら治療を引き受けることにした、というのが正直なところでした。

嗅覚障害とはどんな病気か

臭いは鼻から感じるものですが、嗅覚も味覚と同様、最終的には脳で感じるものです。まず、臭いを発する食物や香水などの分子が鼻の中へ吸い込まれます。これは鼻の穴の奥にある嗅裂《きゅうれつ》と呼ばれるところへ入り込み、そこにある嗅覚細胞（嗅神経の末端）に付着します。ここで臭い刺激は電気信号へ変換され、嗅神経を伝わって脳の前方、眉間の上あたりにある嗅球《きゅうきゅう》と呼ばれる部位へ伝わり、はじめて認識されます。したがって、嗅覚異常ではこの経路のどこかが障害されていることになります。

嗅覚は人間の五感の中でもっとも鈍い感覚とされていますから、嗅覚低下はなかなか気づきにくいものでもあります。普通は視覚や聴覚の障害ほど危険ではありませんが、臭いがわからないと味覚にも影響し、生活の質が低下しますし、ひいてはたとえば食べ物が腐っていたり、毒ガスが漏出していたりするときには命取りになります。

嗅覚障害のうち、嗅裂が塞がって起こるものを呼吸性嗅覚障害といいます。簡単にいえば鼻が詰まっているために起こるもので、アレルギー性鼻炎や慢性副鼻腔炎などによって起こります。また、いわゆる鼻筋が曲がっている鼻中隔彎曲症《びちゅうかくわんきょくしょう》で起こる場合もあります。
嗅覚細胞は大変もろいので、ウイルス感染（感冒）のあとや鼻・顔面の打撲などの外傷で起こる嗅覚障害（末梢神経性嗅覚障害）も非常に多いものです。皮肉なことに、アレルギー性鼻炎の治療で用いる点鼻薬、特に血管収縮性点鼻薬で起こるもの（薬剤性嗅覚障害）もあります。

鼻から脳に至る経路のほかに、脳腫瘍・脳梗塞、アルツハイマー病やパーキンソン病、脳挫傷など脳の障害で起こるもの（中枢性嗅覚障害）もあります。

嗅覚障害は主に耳鼻咽喉科の病気です。まずは耳鼻咽喉科を受診します。そこで鼻の検査をはじめ、嗅覚検査、脳のCTやMRIなど神経関連の検査などを行います。必要があれば、さらに内科や脳神経外科へ紹介されることになります。

図5-3　嗅覚のしくみ

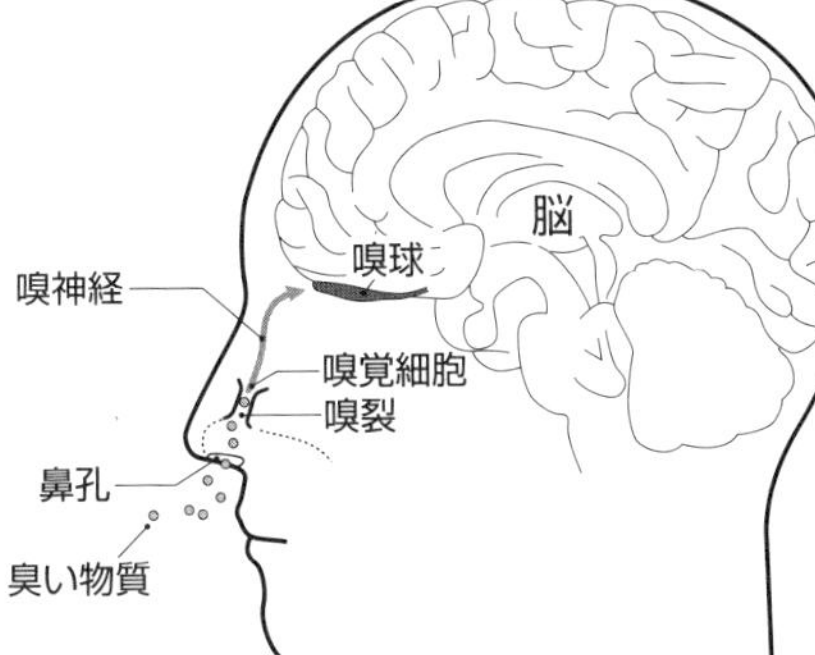

嗅覚障害の一般的な治療と漢方

治療は、原因に応じたものになります。アレルギー性鼻炎や副鼻腔炎であれば、抗アレルギー剤、ステロイド剤、抗生物質などで治療します。神経の回復のためにはビタミンB12製剤などで治療しますが、嗅覚細胞は一度障害されるとほとんど回復の見込みはないようです。早期に発見し治療することが何より重要ですが、先に述べたように嗅覚は鈍いので気づかれにくいものです。

　現代医学的な原因の検索で異常がない場合、あるいは不幸にして現代医学では手がつけられない場合、やっと漢方治療の出番となります。

症例2について——漢方的な方針が立てられない

　この方は現代医学的にもう絶望的で、瘀血や肝鬱（精神的ストレス）などが見られたのですが、これを改善する加味逍遙散《かみしょうようさん》などは前医ですでに試行済みで、取りつく島がありませんでした。しかし、私は漢方でいう「肺は鼻に開竅する」という理論（後述）を信じて治療を開始することにしました。患者さんの体質分析うんぬんではとても無理だろうと判断したからです。

漢方理論を信じて

　さて、その「肺は鼻に開竅する」というのは、やはり『黄帝内経』に登場する言葉ですが、呼吸機能および全身の気の流れを調節している五臓のひとつである肺の作用が鼻に表出する、逆にいうと鼻の機能異常は肺のそれに帰することができるという意味です。また、「開竅する」というのは、人体は眼、鼻、口、耳、膣、尿道、肛門などの「穴（竅）」（九つある）から外へ通じるという意味ですが（図5-4参照）、嗅覚障害は「穴が閉じている」と考えてもよいでしょう。物理的に閉じているかどうかはこの際、問題にしないことにします。

　また、発症がそもそも感冒直後でしたから、これは風邪《ふうじゃ》にやられたものと考えました。漢方では、病気の原因のうち身体の外側にあるものを六淫《ろくいん》とか六つの外邪などといいますが、風《ふう》・寒《かん》・暑《しょ》・湿《しつ》・燥《そう》・火《か》の六つ（あるいは暑・火をひとまとめにすることもある）を指します。風邪はこのひとつで、体上部を冒す外邪といわれます。実際には、現代医学的に体上部が突然病気になった場合を漢方的に「風邪にやられた」というだけのことです。病気が癒えないのは、風邪がとどまっているためと考えます。

　以上のことから、ここでは鼻の竅を開き、風邪を去り（祛風《きょふう》）、肺の機能を上げる治療に全力をあげることとしました。また、五臓の関係で肺は脾の子といわれる（第二章参照）ように、脾

図5-4　開竅

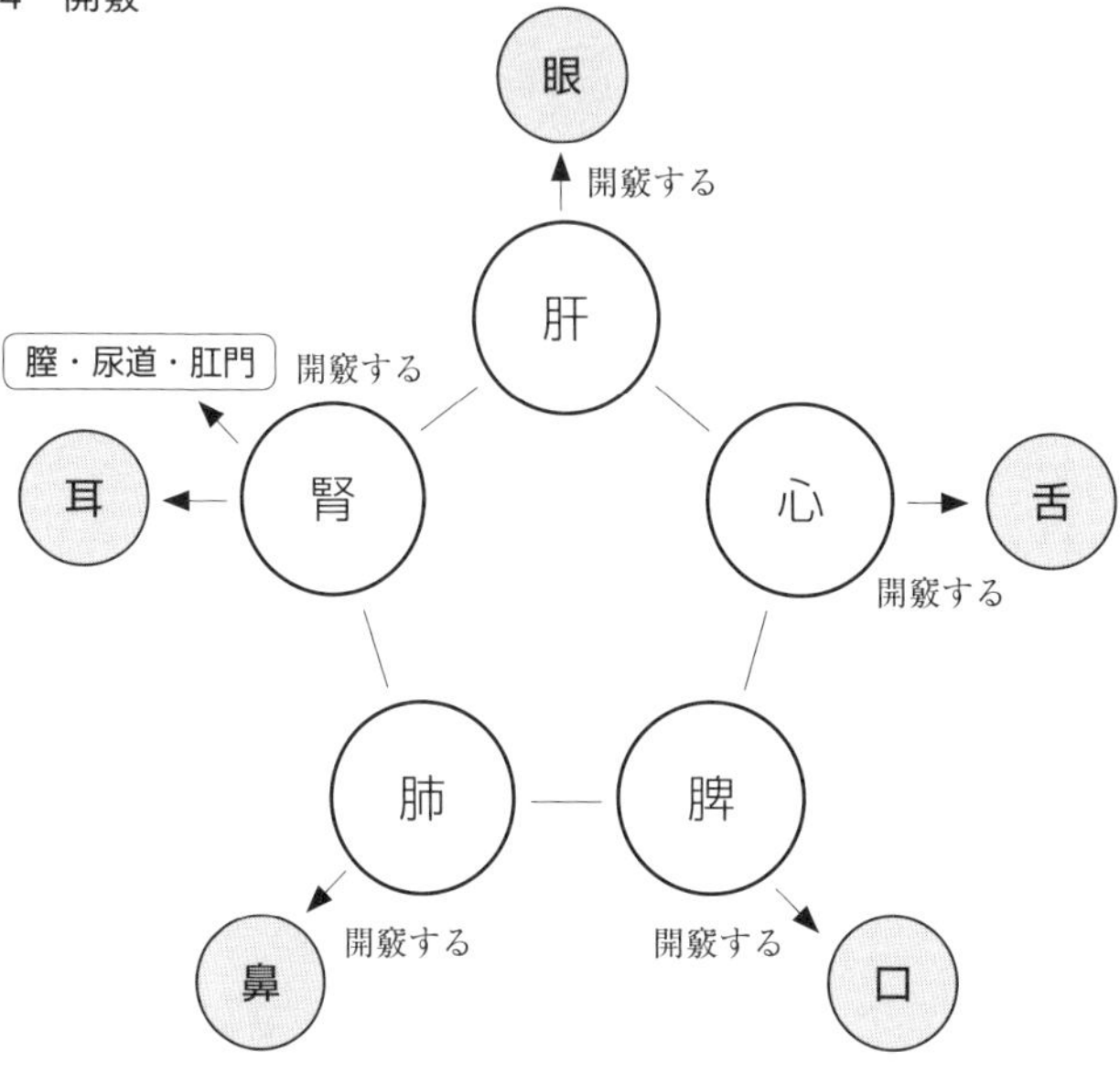

を健康な状態にしておくことで肺も正常化しますから、補脾も並行して行うことにしました（図5-5参照）。こじつけといわれればあるいはそれまでかもしれませんが、ほかにどうしようもありません。

図5-5　五行運用による治療法

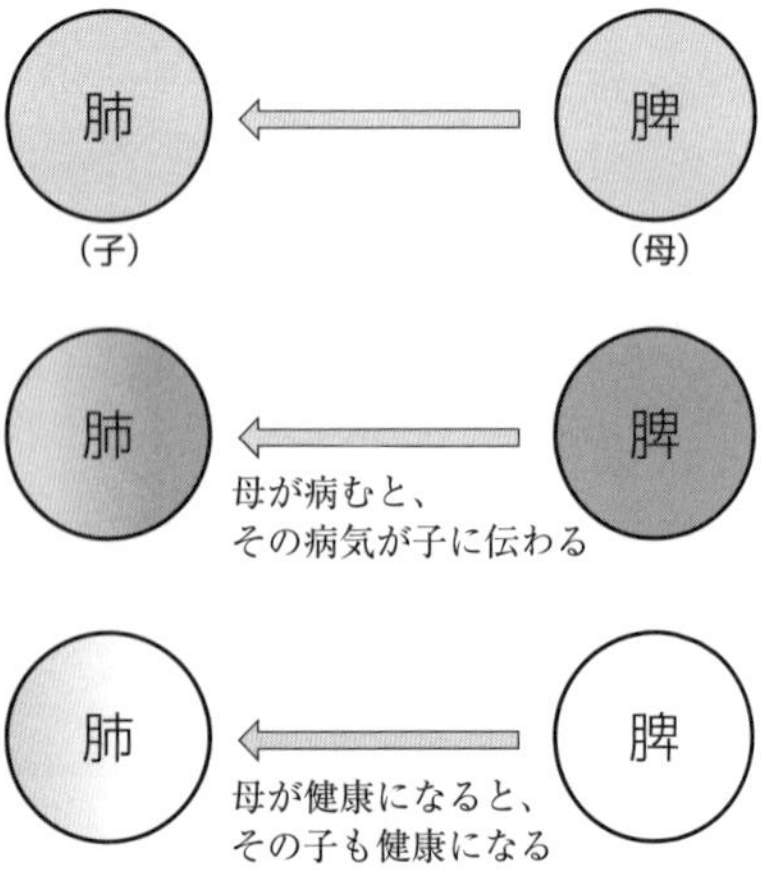
肺
脾
（子）
（母）
肺
脾
母が病むと、
その病気が子に伝わる
肺
脾
母が健康になると、
その子も健康になる

症例2の漢方治療の実際

このような目的にかなう適当なエキス剤がなかったので、はじめから煎じ薬で開始することにしました。祛風＋補脾を釣藤散《ちょうとうさん》で行い、開竅剤と呼ばれる一連の生薬をこれに加えることにしました。鼻のみでなく、眼や耳などの開竅には、古くから開竅剤がよく用いられています。ここでは、開竅剤として健康保険でも使える辛夷、蟬退などを用いることにしました。これに風邪を去る祛風剤として釣藤鈎、菊花などを併用しました。

釣藤鈎〈六g〉、菊花〈六g〉、香附子〈四g〉、防風〈三g〉、石膏〈三g〉、辛夷〈四g〉、蟬退〈四g〉、麦門冬〈六g〉、半夏〈五g〉、陳皮〈三g〉、人参〈三g〉、茯苓〈四g〉、白朮〈四g〉、大棗〈四g〉、生姜〈一g〉、甘草〈二g〉

二週間後受診しましたが、便がゆるくなったということで、釣藤散に含まれる石膏（熱を冷ます作用）を特に熱がないので抜き、代わりに開竅作用を強める川芎を入れました。これでしばらく様子を見ることとしました。

釣藤鈎〈六g〉、菊花〈六g〉、香附子〈四g〉、防風〈三g〉、川芎〈三g〉、辛夷〈四g〉、蟬退〈四g〉、麦門冬〈六g〉、半夏〈五g〉、陳皮〈三g〉、人参〈三g〉、茯苓〈四g〉、白朮〈四g〉、大棗〈四g〉、生姜〈一g〉、甘草〈二g〉

かぜで嗅覚が戻ったか

さて、かんじんの嗅覚のほうですが、二か月ほど経ったある日、かぜをひいてしまいました。しかし、くしゃみをしたときにふと臭いがしたとのことです。

この後、入浴後に身体が温まったときなども臭いを感じるようになったのですが、寒い戸外で長時間すごしたり飲酒したりすると、また臭いがなくなるというのです。しかし、一瞬でも嗅覚が戻ってきたことに患者さんも私も驚きました。

温めると身体の機能が増す、というのはみなさんも感覚的に理解できるでしょうが、これをヒントにここで私は附子を用いました。身体を温めて諸薬の作用をより活性化するためです。また、開竅薬としてさらに丁子を加えることで、さらに処方に少し変化を持たせました。

釣藤鈎〈六g〉、香附子〈四g〉、防風〈三g〉、川芎〈三g〉、辛夷〈四g〉、蟬退〈四g〉、丁子〈二g〉、半夏〈五g〉、陳皮〈三g〉、人参〈三g〉、茯苓〈四g〉、白朮〈四g〉、大棗〈四g〉、生姜〈一g〉、甘草〈二g〉、炮附子〈一・五g〉

これは効果的でした。さらに二か月ほどこの処方を続けました。

その後、薬を断続的に服用していましたが、嗅覚は落ちませんので、初診から約半年後に治療を終了しました。

症例2の漢方治療のまとめ

この患者さんの場合は、私も諦めつつご本人の体質うんぬんよりも病気の漢方理論から入ったのですが、予想外に早く嗅覚を取り戻すことができました。

振り返ってみますと、感冒には冬に罹患していたので、風邪＋寒の邪が肺（鼻）を襲った→鼻の閉竅という経路を通って病気になった、と考えられなくもありません。だからここで風邪を去り、肺の機能を脾を補うことでじっくりと正常化しつつ、同時に鼻を開き、さらに温めることでうまくいったのでしょう。

では、この患者さんには、現代医学的にはどのようなことが起こったのでしょう。おそらくかぜのウイルスで嗅覚細胞がダメージを受けたはずなのですが、幸い死滅してはいなかった、仮死状態〜休止状態にあったとしか考えられません。そうだとすると、もし漢方治療をしなくても、何かの機会に改善していた可能性も考えられますが、そこは漢方のおかげということにしておきます。

さいごに

味覚障害に比べて、嗅覚障害の方を診る機会が私には多いのですが、慢性鼻炎による鼻詰まりが原因の方が一番多いので、**辛夷《しんい》清肺湯《せいはいとう》**や**葛根湯**、**葛根湯《かっこんとう》加《か》川芎《せんきゅう》辛夷《しんい》**などの処方で治療しています。

ここであげた症例でおわかりのように、漢方では理論を駆使して病気の蓋をこじ開けるような、半ば強引な治療を行うことがあります。特に症例2では、漢方理論をただ積み重ねたような、いわば一見こじつけのような理論で治療しましたが、これで何とかうまくいくこともあります。

しかし、このようなことができるのは、先にも書きましたようにまず現代医学的な検索を済ませていたからです。あとは漢方に任せてよい、と判断できたからです。「こじつけでも屁理屈でも治ればよい」とする意見もあるのですが、やはりそれだけでは医学とはいえません。きちんと再現できるようなものでなくてはなりません。

ただ、現代医学で治らないものは漢方でもやはり厳しいものです。ですから、この項のように、たまたまうまくいった例だけを載せることで漢方がさも万能であるかのような印象を与えることは、私は意図しておりません。現代医学と漢方は病気へのアプローチ方法が違うため、現代医学で無理なものも漢方で治療できる可能性が残されていることを示したいだけです。

本章では、味覚・嗅覚障害について説明しましたが、これらを感覚の喪失の代表例ととらえてほしいのです。前の章で線維筋痛症を疼痛性の病気の代表としたようにです。つまり、ここで紹介したような考え方を応用することで、視覚障害、聴覚障害、皮膚の感覚低下など、ほかの感覚低下もあるいは治療できるかもしれないのです。

第六章　かゆみ——アトピー性皮膚炎

はじめに——アトピー性皮膚炎を収載するにあたって

かゆみというのは、痛みの次につらい症状かもしれません。実際、症状の中心にかゆみを抱え、治してほしいと受診される方は相当な割合にのぼります。かゆみをきたす病気は皮膚病がほとんどですが、ここではかゆみ・皮膚病の漢方治療ということで、アトピー性皮膚炎を例に取り、証をきちんと取ることで治療につなげていく方法を考えてみます。

以下述べるように、アトピー性皮膚炎の現代医学的治療法は確立されていますので、難しい病気には入らないかもしれないのですが、実際に漢方へ受診される患者さんが多いこと、現代医学的治療・漢方治療における誤解が多いことなどから、本書ではあえて取り上げることにしました。

アトピー性皮膚炎とはどんな病気か

これは有名な病気ですから、今さら説明の必要もないかもしれませんが、今ひとつよくご存じない方のために、あるいは知識の整理のために、まとめておきます。

アトピー性皮膚炎とは、慢性皮膚炎のひとつで、炎症とかゆみが悪くなったりよくなったり（増悪・寛解）を繰り返すものです。治りにくい湿疹が身体の広い範囲に出続け、激しいかゆみがしばしば日常生活をおびやかします。

アトピー性皮膚炎では、皮膚の最も表面にある角質に異常があるとされています。角質は、皮膚の水分を保持したり異物の侵入を防いだりするものですが、ここが冒されると、乾燥とバリア機能低下をきたします。具体的には、皮膚がガサガサになってもろくなり、ちょっとした刺激にも敏感になりますので、かゆみが出ます。そこで引っ掻くと皮膚が傷つき、さらに炎症を起こす悪循環に入ります。もろくなった皮膚から菌が浸入すると、じくじくと膿が出たり、伝染性軟属腫（水いぼ）、伝染性膿痂疹《のうかしん》（とびひ）、カポジ水痘様発疹症などを起こしたりします。

これが全身あちこちで繰り返し起こるため、いろいろなタイプの皮膚炎が混在していることが多いのです。また、適度な体温をキープすることも難しくなるため、寒がりなのに暑がりといった状況にもなります。

アトピー性皮膚炎の原因はいまだに不明ですが、何らかのアレルギーが絡んでいるとされ、患者さんの多くは、本人あるいは家族がアレルギー性鼻炎・気管支喘息などのうちいずれか、あるいは複数の疾患にかかったことがあることがほとんどです（これを〝アトピー素因がある〟といいます）。

アトピー性皮膚炎の標準的治療

治療の基本は保湿剤によるスキンケアですが、炎症が強い場合は通常は副腎皮質ホルモンのステロイド剤が外用薬として用いられます。その他最近では免疫抑制剤のタクロリムス軟膏（商品名、プロトピック）も用いられています。また、掻かなければ皮膚は落ち着きますから、かゆみを抑えて掻かせないための内服薬として、抗ヒスタミン剤または抗アレルギー剤がよく併用されます。

特に成人のアトピー性皮膚炎では、社会的・心理的ストレスがかなり関与していることも知られています。また掻き癖がついている人もおり、ストレスがかかると思わず皮膚を掻いてしまうことで悪化するケースもあります。

皮膚を清潔に保ち、爪は短く切り、掻いて皮膚を傷つけないようにするほか、不規則な生活を改めることなどが大切です。私の経験では、十分な睡眠を取っていないために皮膚炎が悪化し、今度はかゆみのために寝られないという悪循環に陥っている人が多いようです。

ステロイドやプロトピックは怖い薬か

最近はずいぶん減ってきましたが、「ステロイドは怖い」というイメージが患者さんの間に根強く、標準的な皮膚科治療を受けずにかえって悪化している方もしばしば見られます。確かに、ステロイドを長期にわたりだらだらと塗り続けると皮膚がもろくなります。プロトピックは皮膚を刺激しますし、皮膚がんを発症する可能性も一時取りざたされ、乳児、妊婦には用いないことになっています。しかし、いずれも熟練した皮膚科医のもとで治療すれば大きな問題になることは少ないようです。

アトピー性皮膚炎における漢方治療のスタンス

アトピー性皮膚炎では漢方治療もよく行われますが、私がここで強くいいたいのは、漢方だけに頼ってはいけないということです。ステロイド剤などでうまくコントロールできないものは漢方でもまず無理でしょう。漢方はステロイド剤の代わりではありません。逆に、ステロイド剤が要らない程度の軽いものは、漢方のみでも改善することはよくあります。

アトピー性皮膚炎は、しっかりステロイドなどで炎症をコントロールしているうちに自然に出なくなることも少なくないのですが、これは自己治癒力によるものでしょう。この自己治癒のプロセスを早めるのが漢方治療だと私は考えます（図6-1）。

では、実際の症例を検討していきましょう。ほかの章と同様、患者さんの年齢や職業などの情報は、プライバシーに配慮し、医学的意義を損なわない程度に変えてあります。

症例1

三五歳男性。幼少のころよりアトピー性皮膚炎でしばしば治療を受けていましたが、中高生のころは安定していたので無治療でも大丈夫でした。

図6-1 アトピー性皮膚炎漢方治療の目的

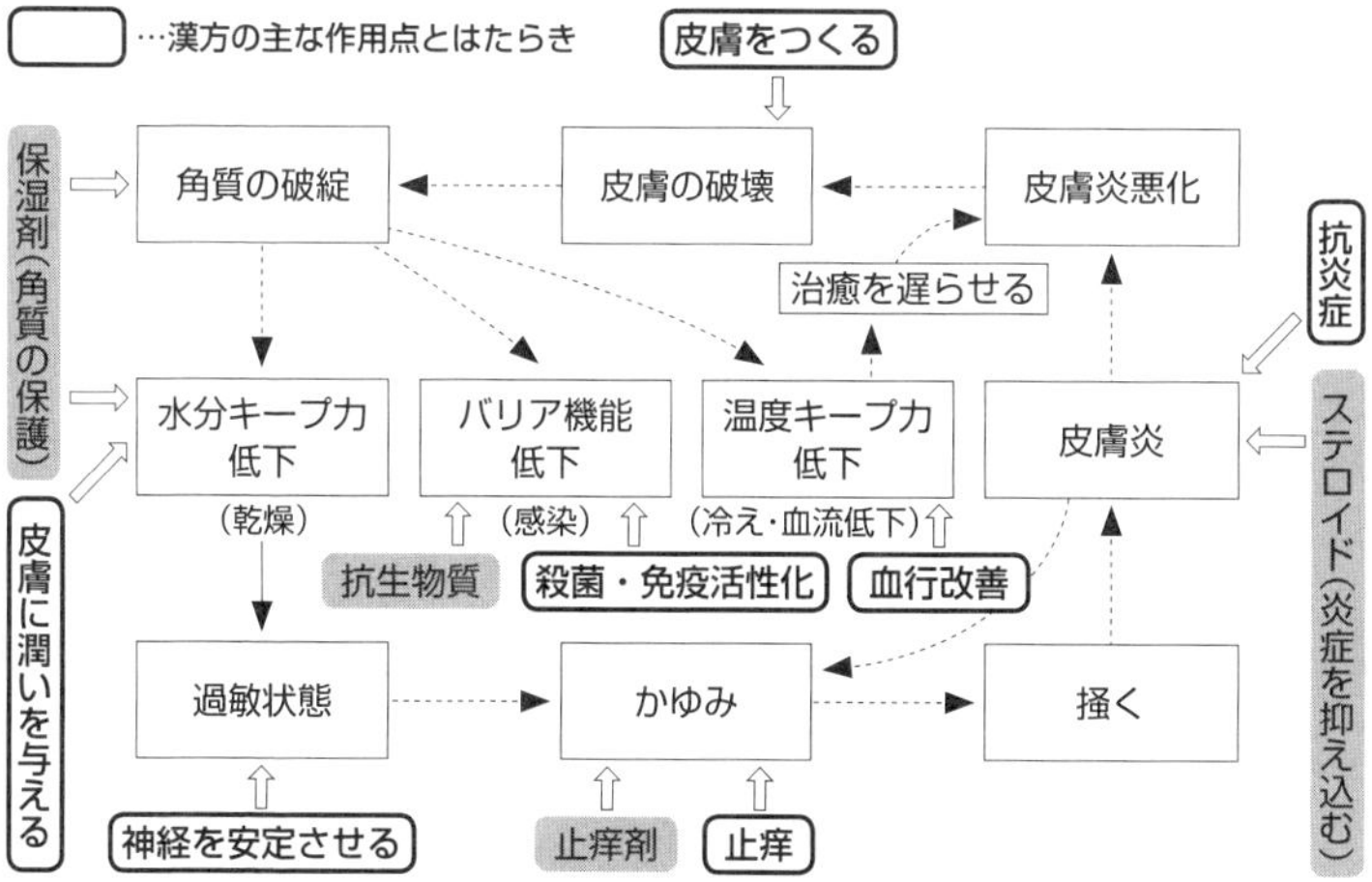

しかし二二歳で社会に出てから、便秘や下痢を繰り返すようになりましたので内科を受診したところ、過敏性腸症候群と診断され、仕事の忙しさ・ストレス、生活の不規則さなどがたたったのだろうと医師にいわれたそうです。

ところが、営業担当部署に配属され多忙をきわめる毎日となり、皮膚の状態も悪くなってきはじめました。皮膚科で処方されたステロイド外用剤を塗るとかゆみは治まりますが、職場における昇進とともに皮膚も安定しなくなり、どんどん強いステロイドに処方変更されていくので不安になり、漢方治療を希望して、私の外来を受診されました。

この方は、身長一六五センチ、体重五五キロと若干やせ気味ですが引き締まった体格をしています。全体に色黒であり、眼は疲れたように力がない印象がありましたが、職業柄か会話は流暢です。体調は、現在はやや便秘気味ですが、ときに下痢になります。食欲は普通にあるといいます。睡眠は、多忙なために四〜五時間程度で、休日出勤が続いており不足気味でした。

さて、かんじんの皮膚の様子ですが、全体にどす黒くて薄く（特に肘の内側）、ガサガサで、ステロイドを長年塗り続けたことがわかります。

念のために血液検査を行いましたが、ダニ、ハウスダストのほか雑草花粉などにも陽性でした。

症例1を漢方的にみるとこうなる

まず、ガサガサに乾燥した皮膚は、潤いがありません。漢方では潤いがないのは水（津液）が足りないと考えられるのですが、皮膚の栄養もなされていない場合は血が足りない、すなわち血虚ととらえます（第二章参照）。水も血も足りない場合は、これをまとめて陰虚と呼びます。

血虚は、いろんな状態から起こりえますが、一番多いのは肝（神経・精神）や脾（消化・免疫）の機能低下です。この方の場合、仕事のストレスが長期にわたって強く、肝が相当ダメージを受けているであろうこと、下痢しやすいため脾も相当弱い（脾虚）ことがうかがえました。さらに、漢方では肝鬱による脾虚もよく知られており、このあたりがどうやら原因と考えられました。

さらに、血は陰に属します（第二章参照）から、血が乾いた血虚は陰が虚した状態でもあります。すると、残った陽（＝陽気）は陰の制御を振り切って相対的に強くなり、暴れだします。これを虚熱といいます。これが皮膚の表面で起こると、皮膚が熱を持ったようになり、かゆみを生じます。身体の内側は冷えていることが多いものです。本当の熱（実熱）と違うのは、本当の熱は絶対的で内部から熱いという点です。

漢方におけるかゆみのとらえ方

漢方では、かゆみを起こす原因を風《ふう》とします。風は、外から襲ってくる場合、風邪《ふうじゃ》とも呼ばれます。余談ですが、風邪は感冒症状を起こすので、のちに感冒を風邪《かぜ》と呼ぶようになりました。

さて、風は多くの場合体内で発生します。これを「内風」と呼びますが、アトピー性皮膚炎のようなかゆみを起こす内風は、陰虚（第二章および前項参照）により相対的に強くなった陽が引き起こすものです。ここで重要なのは、陽はあくまでも相対的に強いというだけで、虚熱ですから、治療であまり強くこの熱を抑えるとかえってよくない結果を生むことです。それよりも、本質である陰虚を治すべきなのです。

症例1の漢方治療の実際

さて、この方は血虚が一番の問題で、これが内風を生じてかゆみを生んでいるのですから、血を補う補血法を基本にします（本治）。ただ、これでは効いてくるまでにしばらく時間がかかりますから、かゆみを止める対症療法（標治）も並行して行うことにしました。標本同治の二段構えで治療していくわけです。この二つを同時に行うことのできる処方のひとつが当帰飲子《とうきいんし》ですので、これを用いました。

投与開始後二週間で、困ったことが起きました。確かに、当帰飲子を飲むとかゆみは軽減するのですが、この薬が胃もたれを起こしたのです。

当帰飲子には、先に説明したように補血の薬なのですが、実は四物湯という薬をベースにつくられた処方なのです。この四物湯はときどき胃もたれを起こします。もちろん当帰飲子には、黄耆や甘草など消化器（脾胃）を守る薬も配合されているのですが、その力は弱すぎました。ここで反省し、脾胃を守

図6-2　血虚による風（血燥生風）

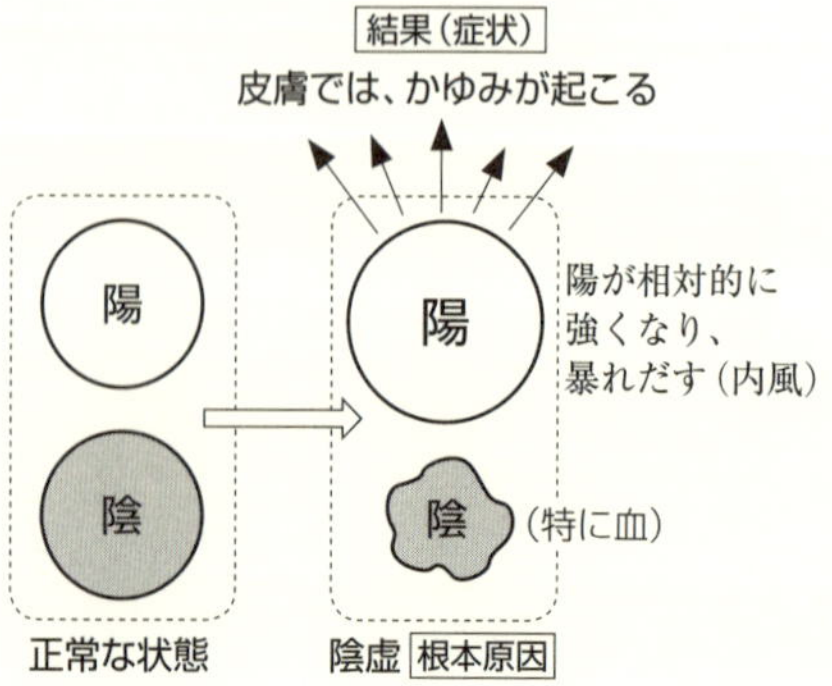

る薬を追加しました。追加した薬は補中益気湯《ほちゅうえっきとう》でした。補中益気湯は気および脾を補う代表的な処方で、疲労時や虚弱体質に用いるものですが、この方の補脾にはぴったりだと判断しました。漢方では「気は血をつくる」と考えますので、この方の血虚は気虚から起こっていたのではないかと考えられ、補気はまわりまわって補血をしてくれるであろうと期待できました。また、この処方がアトピー性皮膚炎に有効だという研究発表もなされていましたので、意を強くして使うことにしたのです。

しかしその二週間後、さらに困ったことが発生しました。

補中益気湯が裏目に

診察室に現れた彼の顔はさらにガサガサになっていたのです。しかも何となく赤みが強くなっています。

「あの薬を飲んでから、確かにおなかの調子もよくなりましたし、くびから下は楽になりました」とのことです。確かに、身体の皮膚はかなり安定しています。ではなぜ顔が悪化したのでしょう。

補中益気湯は、身体の下部に落ち込んだ気を引き上げる作用もありますが、どうやらこれが裏目に出たようなのです。陰虚による熱をも身体の上部へ引き上げてしまい、その結果顔に熱が集中してしまったようなのです。しかし、補脾・補気という面では効いていますので、補中益気湯から気を引き上げる作用を取り去り、単に補気・補脾作用のみの処方である四君子湯《しくんしとう》に変更し、これを当帰飲子と併用しました。

補気はやはり皮膚に有効だった

さらに二週間後、ほぼ皮膚は安定してきました。ここで不思議なことが起こりました。

「まだかゆみは残っているのですが、掻いても傷が残りにくくなってきました」

とのこと。以前は、夜中にも無意識に掻きむしっていたせいか、朝になるとパジャマに血がついていたりしたものですが、最近これはないといいます。さらに二週間継続してみましたところ、皮膚が徐々に艶を取り戻してきたのです。

「まだかゆみは少しありますが、掻いても傷が残りません。不思議なもので、掻かないと、あまりかゆくなくなりますね」

とのことです。

その後は、一気に改善したわけではありません。仕事が忙しくなるとまた悪化し、仕事に一区切りがつくと皮膚も改善します。

一番有効だったのは睡眠

さて、この方は忙しさもたたったのか、ある日インフルエンザにかかってしまい、ついに熱でダウンしてしまいました。寝ている間も仕事のことが頭から離れず、かえってイライラしていたそうなのですが、何といっても身体がだるいので、本人曰く、

「一日一二時間くらい眠ってばかりでした。すると、身体の具合は悪いのですが、皮膚はグングンよくなるんですよ」

つまり、ストレスも皮膚の悪化要因だったのですが、最もよくなかったのは睡眠不足だった、というわけです。

これを機に、とにかく寝ることにしたそうです。帰宅が遅く、なかなか睡眠時間が取れなかったのですが、仕事をできるだけ早く切り上げて、帰ったら必要最小限のことだけやって眠ることに決め、早速実行したのです。すると、皮膚はすっかりきれいになりました。

その後も多少の波はありましたが、ほぼ皮膚はきれいになり、初診から約一年後にいったん治療を終了しました。

症例1の漢方治療のまとめ

以上をまとめますと、最初見られた血虚は、実は気虚から来ていたものでした。もともとあった脾虚のため、気を生むことができなかったのが結局はすべての原因だったようです。補気・補脾の四君子湯が一番よかったということになりますが、実際にこの薬をほかのアトピー性皮膚炎の患者さんにも用いると、この方のように「かゆいけれども、掻いても傷になりにくい」という方が多いようです。実際には、四君子湯のバリエーションである**六君子湯**《りっくんしとう》、**十全大補湯**《じゅうぜんたいほとう》、**茯苓飲**《ぶくりょういん》、**啓脾湯**《けいひとう》などを証に応じて使い分けますが、基本は同じです。これと並行して、補血薬として**四物湯**《しもつとう》など、かゆみを止める止痒薬として当帰飲子や消風散《しょうふうさん》、黄連《おうれん》解《げ》毒湯《どくとう》、三物《さんもつ》黄芩湯《おうごんとう》などを使い分けます。赤みがひどかったり、熱感が強い場合は、桔梗《ききょう》石膏《せっこう》、白虎《びゃっこ》加《か》人参湯《にんじんとう》、消風散などを併用します。これらの処方には、ひとつで二つ以上の作用を持つもの（十全大補湯は補気＋補血作用、当帰飲子は補血＋止痒、消風散は補血＋止痒＋清熱作用を合わせ持つ）もあり、実際の使い分け・併用にはかなりの漢方薬学的知識が必要です。

症例2

二六歳女性。生まれつき身体が丈夫なほうではなく、よく緊張するとおなかをこわしていたそうです。皮膚症状も幼少時からあり、肘や膝裏にカサカサした湿疹ができたり、皮膚科での治療で治まったりしていました。二二歳で小学校教師になって以来、アトピー性皮膚炎が悪化してきました。湿疹の出る部位が顔やくび、手の甲などに変わってきました。皮膚科で処方されたステロイド外用剤を塗るとかゆみは治まりますが、特に学期末や保護者面談などの時期になると悪化するといい、週末や長期休暇中には若干治まるそうです。直近で行われた「研究授業」で一気に悪化、そ

図6-3　アトピー性皮膚炎漢方治療の原則

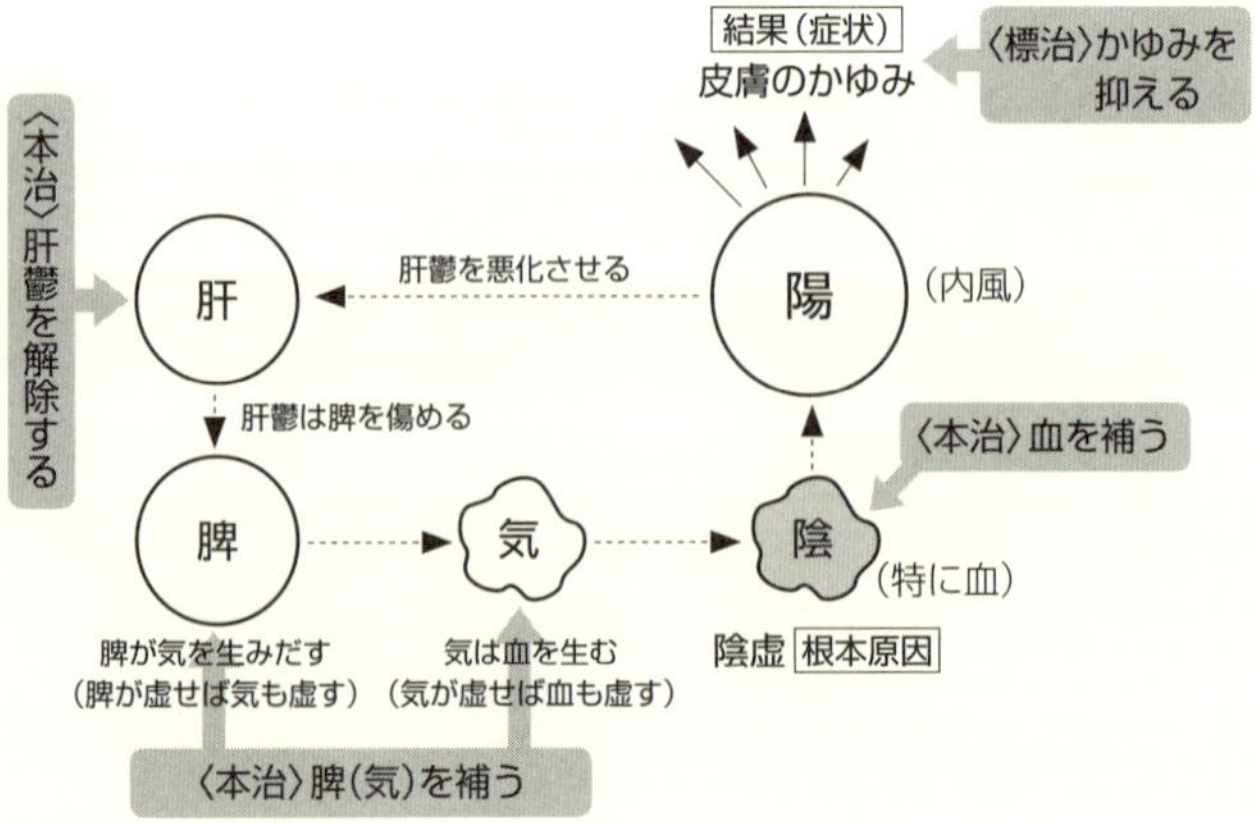
結果（症状）
皮膚のかゆみ
〈標治〉かゆみを抑える
〈本治〉肝鬱を解除する
肝
肝鬱を悪化させる
陽
（内風）
肝鬱は脾を傷める
〈本治〉血を補う
脾
気
陰
（特に血）
脾が気を生みだす
（脾が虚せば気も虚す）
気は血を生む
（気が虚せば血も虚す）
陰虚 根本原因
〈本治〉脾（気）を補う

の準備中から耳たぶにもじくじくと滲出液《しんしゅつえき》が出ていたそうです。根本的に解決したいという希望で、漢方治療を求めて、私の外来を受診されました。

この方は、身長一六三センチ、体重四五キロと若干やせ気味な体格で、皮膚は全体に色白であり、顔に地図のような湿疹がみられ、手も荒れています。幸い、ほかの部分の皮膚には異常がありません。皮膚以外の症状は目立ったものはありませんが、眼の下に隈ができており、やはりおなかは何かあると軟便になるといいます。睡眠は不足気味で、六時間眠れればよいほうだということでした。念のために血液検査を行いましたが、ダニ、ハウスダストに陽性反応が出ました。

症例2を漢方的にみるとこうなる

この方は明らかに仕事によるストレスが悪化要因のようです。ストレスのことを漢方では肝鬱と呼びます。もちろん、ここでいう「肝」とは五臓のひとつで（第二章参照）肝臓のことではありません。肝鬱とは、肝の気の流れが鬱滞し、ときに気逆として動悸やイライラ感となって表れるほか、鬱滞した気が上へいかずに横へ走ると、近隣にある脾胃（消化機能）へぶち当たり、消化不良や胃痛などを起こします。あるいは、肝鬱がいきすぎるとうつ状態になったりします。

以上のように考えると、この方は肝鬱そのもので、しかも脾へ横逆していますから、肝鬱を治しつつ脾虚も治すような**四逆散**《しぎゃくさん》を使うのがひとつの手です。しかし、よく見ますと眼に隈もできています。これは瘀血のサインですから、活血作用もある**加味逍遙散**《かみしょうようさん》がよいと判断しました。なお、病変部位が顔ですから、ステロイド外用剤は併用したいとのことでした。私もそれがベストと判断しましたので、漢方＋ステロイドで治療開始しました。ステロイドを外用していれば湿疹はとりあえず治まりますので、かゆみ対策は特にせず、いかにステロイドを早く手放すことができるかに集中することにしました。

ステロイド外用剤

本書は漢方の本ですので、これは軽く触れるにとどめておきます。現在、外用（塗り薬）のステロイドはたくさんありますが、普通は五段階に分けられます。

1. weak（弱い）
2. medium（少し弱い）
3. strong（中くらい）
4. very strong（強い）
5. strongest（大変強い）

数字が大きいランクの薬ほど強力で、短期間で炎症を抑えることができますが、副作用もそれだけ出やすいとされています。一般には、医師が適当と思う段階のステロイドで治療を開始し（例：very strongで開始）、十分安定したらランクを一段階ずつ落としていく方法が採られます（例：very strong→strong→medium）。逆に、安定していたものが悪化してきたら、ランクを上げます。このときは一気に二段階以上上げることもあります。ここでいう「安定」とは、「塗っていれば湿疹がない状態」を指します。

症例2の漢方治療の実際

さて、この方は予想以上に早く治っていきました。加味逍遙散を飲みはじめて二週間後には、使っていたステロイド剤（medium）をweakに落とすことができ、さらに二週間後にはステロイドなしとすることができました。もちろん、皮膚が弱いために、しっかりと保湿剤でケアをしてもらいましたが、結局漢方治療を行ったのは二か月間のみでした。その後、一年ほど経過した際に近くでバッタリお会いしましたが、

「おかげさまで、すっかりよくなりました」

とのことでした。ストレスの解消法も見つけられたとのことです。

なお加味逍遙散は、ときにこのような劇的な効果を見ることが、漢方の中では比較的多い処方のような気がします。

湿疹の出方を漢方的に分析して治療する

肝鬱で悪化するアトピー性皮膚炎の方には、顔や手などに湿疹が集中していることが多いように私は感じています。これらの部位は人に「見られる」部分です。湿疹ができて人に見られると困るから、かえって悪化するのでしょうか。特に若い女性に多いようにも思います。

さて、症例2の方のような出方をする若い女性のアトピー性皮膚炎の方に、それこそ劇的に漢方が効いた例がいくつかあります。一番早かったのは、漢方治療をはじめて一週間で皮膚がきれいになった方です。この方は、再診に来られず、そのままになっていたのですが、ずいぶん経ってかぜをひいたために来られました。そのときには皮膚に異常は見られなかったので、別の皮膚科などで治療を受けているのかと思い、

「アトピーはその後いかがですか」

と尋ねると、

「え?治りましたよ」

とそっけない返事が返ってきました。

「先生が、『一週間で治まるでしょう』とおっしゃったのですよ。本当にその通りでしたね」

と、まるで狐につままれたような話もありました。

この他、肘や膝の裏などの関節の内側に出やすい方もいますが、ここは曲がる部分なので、気の流れがせき止められやすいためといわれています。感覚的に理解できるでしょう。こういう場合には理気薬を使って気の流れを改善するとよいことが多いようです。理気薬は、日本漢方ではよく「気剤」と呼ばれますが、私は六君子湯や香蘇散《こうそさん》などをよく用います。

アトピー性皮膚炎における漢方治療の意味とは

アトピー性皮膚炎の治療は難しいものです。標準的皮膚科治療を受けている方はほとんど漢方クリニックを訪れません。治療中に何らかの問題が発生したり、あるいはステロイドを忌避したりした方だけが訪れます。ですから、ほとんどの場合はきちんとステロイドなどの治療をしていれば、漢方が入り込む余地はないのだと思います。なかにはステロイド剤を塗るとかえって悪くなるような方もいます。これも、実はステロイドそのものではなく基剤（ワセリンや流動パラフィンなど軟膏のベースとなる材料）の問題だったり、単にランクの弱いものを塗っていたりする場合がほとんどですが、アトピー性皮膚炎とは別の病気（ステロイド酒皶《しゅさ》）の場合もあります。ですから、通常は標準治療をしっかりと受けることをおすすめしています。

それでは、漢方はどこに役立つのかといえば、ステロイドを使っている間に、ステロイドなしでも皮膚をキープできる力をつけさせることです。言い換えれば、ステロイドを早く脱出できるように身体（皮膚）を整えるわけです。

症例3

二七歳男性。幼少児期からアトピー性皮膚炎が悪化したり寛解したりしつつ成長しました。入試を控えると悪化、入学で寛解、を繰り返しましたが、大学入学後から出なくなりました。大学院を卒業し、多忙な卒論研究中にも出ず、就職しても出ないので、もう完治したと思っていました。ところが、就職のために実家を離れて上京し、部屋を借りて独り住まいをはじめてから急に悪化してきました。記憶では八年ぶりに皮膚炎が出たとのことです。

症状は、肘や膝裏を中心にカサカサした湿疹ができ、顔や腹、背中が赤黒く腫れあがっています。ところどころ掻いた痕が傷になっています。半年我慢したあげく、以前も漢方治療を行って改善した経験があるので、今回も漢方治療を希望され、私の外来へ受診されました。

この方は、身長一七〇センチ、体重六五キロと中肉中背で、身体つきは締まっており、皮膚も脆弱な感じはしません。皮膚以外の症状は目立ったものはありません。睡眠そのものは良好ですが、時間的に若干不足気味で、休日には寝だめをするとのことでした。

症例3を漢方的にみるとこうなる

この方は社会人になったこと、はじめて独り暮らしを開始したことによるストレスが悪化要因のようでした。誰しも、このような人生の節目にはストレスがかかるもので、この方もそうなのでしょう。このことを漢方では肝鬱と呼ぶのでした。肝気の流れが鬱滞し、イライラや胃痛などを起こしやすいはずなのですが、どうもそれほど切羽詰まったような印象を受けません。診察中もニコニコして穏やかな口調です。

まずは炎症を取る**黄連解毒湯**と、かゆみを取る**消風散**を処方しましたが、私はそれでもストレスがかかっているに違いないという考えを捨てられずにいました。ステロイド剤の使用はしばらく様子を見ることにしました。

二週間後、皮膚の赤みは落ち着き、かゆみも取れたと嬉しそうに来院されました。皮膚の乾燥は少し強くなっています。これで安定するかと考え、黄連解毒湯を**温清飲**《うんせいいん》（黄連解毒湯と四物湯の混合）に替え、消風散は継続しました。

ところが、一週間と経たないうちに再度受診され、見るとまた元のように皮膚が赤黒く膨れあがっていて、ところどころ滲出液が出ています。こうなるとステロイド剤が要りますので、ランク3のものを処方しました。一週間後、皮膚の赤黒さは落ち着きましたが、滲出液がまだ止まりません。

ここで舌を見ると歯痕がくっきりとついており、脈も浮滑と、明らかに湿にやられた状態でした。そこで、湿熱を取る**猪苓湯**《ちょれいとう》を併用したところ、一週間後には滲出液も止まり、皮膚も安定していきました。処方は温清飲を中止し、消風散＋**四君子湯**（前出）とし、ステロイドは順次ランクを下げ、冬休み前には一番弱いものを一日おきにしても大丈夫でした。

さて、年明けに受診されたところ、また元通りになってしまいました。聞くと、

「しばらく実家に帰っていました。薬はきちんと飲んでいたのですが、東京に戻ってから二日でこれです」とのこと。

よほど東京での独り暮らしが合っていないのかと思いきや、患者さんの口から出てきたのは意外な言葉でした。

「私は今の仕事に就いて本当にやりがいもあるし、職場にも恵まれていて、先生のおっしゃるようなストレスがあるとはとても考えられません」

なるほど、そういうストレスがないとすれば、睡眠時間の不足とか、食事が合っていないのか、などと考えをめぐらせます。いろいろと聞いているうちに次のようなことが判明しました。

「部屋がいつも湿っているんです。夜遅く帰ってくると、部屋の中がムワッとして気持ち悪いです」

そこでこの方の治療法に思い至りました。住環境の改善です。

湿が悪さをしていた――転居で一気に改善

これまでに使った漢方薬で、猪苓湯が効いていたことを考えますと、やはり湿が悪さをしていることは明らかです。ただこのときは、たまたま悪化したのだと私は考えていたのです。問診が不十分だったのです。やはり問診はいくらしても足りないものだと痛感したのでした。

ご本人も、部屋には騒音など別の不満があったらしく、すぐに引っ越しを検討しはじめました。それまでは猪苓湯＋消風散＋四君子湯を処方していました。

二月に早速引っ越しを敢行し、今度は陽の当たるさっぱりとした部屋にしたそうです。案の定、それ以後は皮膚は安定し、猪苓湯はすぐに中止できましたし、消風散も不要となり、皮膚をしっかりつくる四君子湯をしばらく続けて、五月に治療を終了しました。

症例3の漢方治療のまとめ

以上をまとめますと、湿がほとんどすべての原因だったようです。猪苓湯やステロイドまで用いましたが、振り返ってみれば悪い生活環境を変えるだけでよかった可能性が非常に高いわけです。問診と生活指導だけで治っていたかもしれず、漢方以前の問題だったのかもしれないと反省しました。

念のために補脾の四君子湯をしばらく続けましたが、先にも述べたように、実際にこの薬をアトピー性皮膚炎の患者さんに用いると、皮膚が丈夫になっていくことが多いのです。四君子湯のバリエーション以外でも補脾剤ならば同様の傾向があり、小建中湯《しょうけんちゅうとう》、真武湯《しんぶとう》、平胃散《へいいさん》、二陳湯《にちんとう》などでも改善が見られることが多いようです。

本例では結局肝鬱の影響はなかったようですが、たいていの場合は何らかの影響があります。ストレス社会ならではの現象でしょう。

さいごに

本章では、アトピー性皮膚炎を例に、いかに漢方理論を踏まえてしっかり証を取るか、いかに漢方薬を駆使してかゆみ・皮膚病を治療していくかについて説明してきました。

なお、アトピー性皮膚炎は、一筋縄ではなかなかうまくいかない病気ですが、ここでご紹介したように多種多様な複雑なものから、意外に単純なものまであり、必ずといってよいほど生活要因が絡んでいるものです。だから、十把一絡げにステロイドで治療するには限界があり、さすがに現代西洋医学でも生活指導は重視されています。ステロイドで急場をしのぎつつ、スキンケアで皮膚を守り、生活改善で身体づくりをし治癒力を鼓舞するという三本立てに、これらを総合的に促進・カバーする漢方を加えた四本立ての治療が有効だとつくづく思わされる病気のひとつです。

第七章　不妊症

子どもを産んで育てることは、生物としてのヒトの自然な機能であり欲求でもあります。世の中には「子どもはほしくない」というカップルも存在します。この場合、当事者がもし子どもができない身体であったとしても、子どもができないこと自体は生命や生活に何ら支障が出るわけではありませんから、当然治療の対象にはなりません。不妊症とは、あとで詳しく述べるように「赤ちゃんがほしいのにできない」という状態です。生物学的にとらえると正常とはいえません。

さて、不妊症というのはカップル間の問題ですから、男女のどちらか片方の生殖機能に異常があれば、もう片方がいくら健康であっても起こりうる病気です。これがほかの病気と異なるポイントです。

不妊症には、あとで述べるように、さまざまな原因があります。

まずは女性の側から見ていきましょう。

症例1

三六歳女性。三一歳で結婚以来、子どもがほしいと思っていますが一度も妊娠に至りません。

産婦人科を受診し、ホルモン、子宮、卵管などについてさまざまな検査を受けましたが、いずれも異常はないとのことです。夫の精子も調べてみましたが異常はないとのことです。これまでに人工授精を四度、体外受精を三度行ってきましたが、いずれも不成功に終わり、今度は漢方治療を試してみようと思い、私の外来へ受診されました。

この方は、身長一五九センチ、体重四六キロと若干華奢な体格で、皮膚は色白であり、基本的には身体は健康でした。各種健康診断で異常を指摘されたこともありません。ただ、月経（生理）周期が四〇日前後と長めです。月経痛はさほどありませんが、肩こりや腰のあたりの冷えが強く、白い帯下《たいげ》（おりもの）があり、下痢しやすいとのことです。食欲は普通でした。基礎体温はきれいな二相になっており、卵胞期・黄体期がきちんと来ていることがわかりますが、全体に低めで、低温期に三六・〇度、高温期に三六・四度程度と、いずれも正常よりも〇・三〜〇・五度ほど低めでした。

不妊症とは

不妊症とは、夫婦が正常な性生活を二年以上送っていても妊娠に至らない病気と定義されています。多忙や単身赴任などの理由ですれ違いの生活が原因で妊娠に至らない場合は、正確には不妊症とはいえません（ただし最近ではこのようなケースも少なくありません）。

妊娠とは、元気な精子と元気な卵子がめでたく受精した結果ですから、夫婦のどちらか片方にでも問題があれば妊娠は成立しません。したがって、不妊のカップルの場合は、夫婦揃って検査を受けることがすすめられます。

まずは女性側の原因についてですが、膣から入ってきた男性の精子が「卵管膨大部」という場所で卵子と接触して受精し、これが子宮へ降りてきて適切な場所に着床することで成立しますので、これに関わる過程のどこに問題があってもうまくいきません（図7-1参照）。具体的には、次の四つの場合があります。

①精子が子宮内へ入れない

精子はまず子宮頸管を通過しなければ子宮内へ入っていけませんが、頸管を潤す粘液が足りないと泳いでいけませんし（頸管粘液産生不全）、ここで精子がトラップされてしまう場合（頸管粘液精子不適合・抗精子抗体）もあります。

②卵子ができない

卵巣で卵子がつくられないもの（無月経など）があります。

③卵子が精子と接触できない

卵子はつくられますが卵巣から出てこられないもの（排卵障害）、卵管が詰まって卵子が降りてこないもの（卵管通過障害・卵管閉塞）などがあります。これが最も多いようです。

④受精以降の問題

子宮筋腫や子宮内膜ポリープがあって邪魔になり、あるいはそれ以外の原因（子宮の奇形など）で、受精卵が子宮の壁へ付着できない（着床障害）場合があります。

これ以外にも、原因不明の場合もあります。男性側の原因についてはあとで述べます。

図7-1　女性不妊の原因

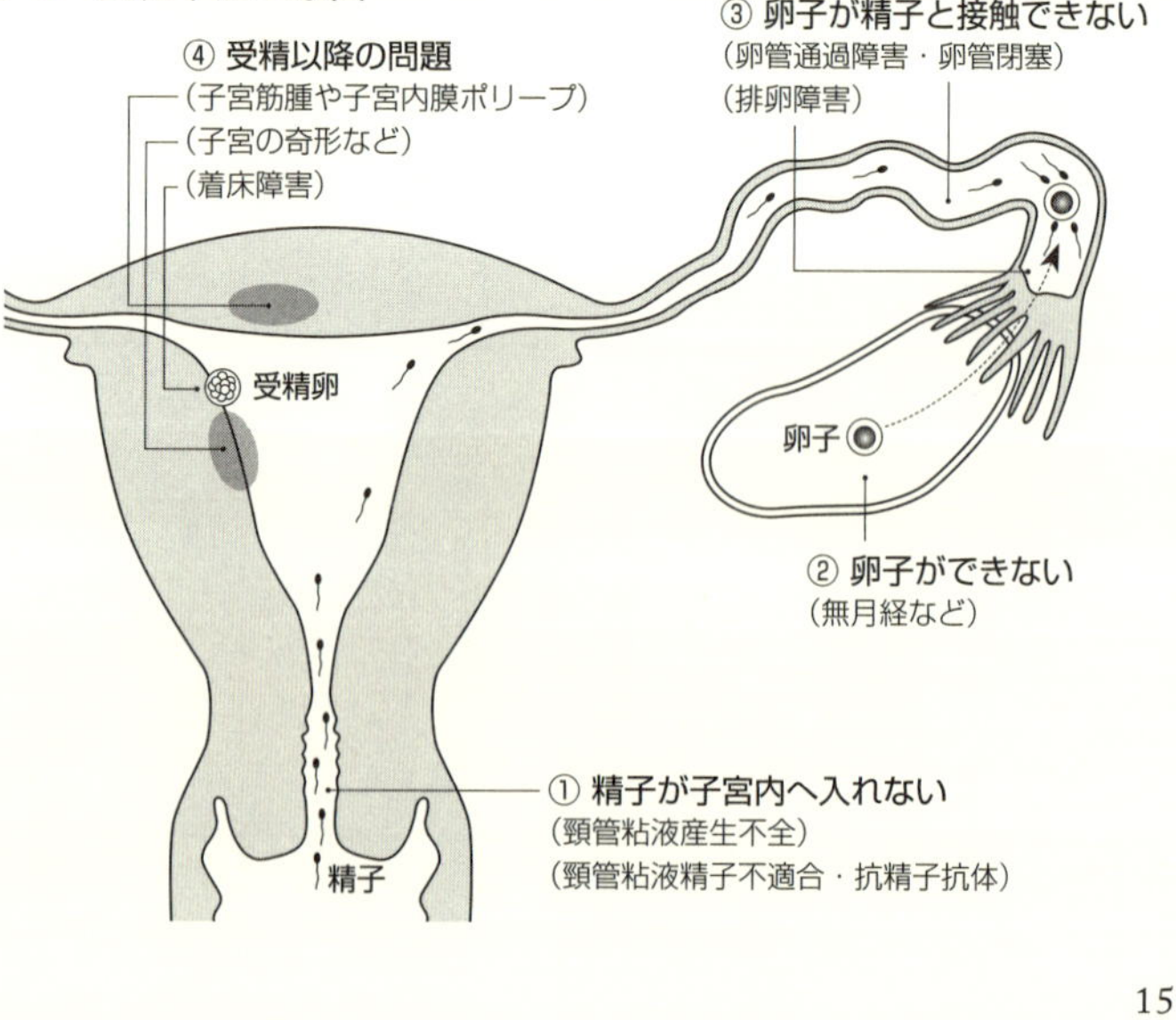

不妊症の一般的な治療

女性不妊のうち、多くの場合は女性ホルモンの異常が絡んできますので、血液検査でこれをチェックし、主に不足するホルモンを補う治療法が行われます。また、筋腫や内膜ポリープ、閉塞卵管などに対しては、手術を行うことになります。

最近、人工授精（精子を洗浄し濃縮して子宮へ注入する方法）や体外受精（卵子を取り出して精子と混合して受精させたあと、子宮へ戻す方法）もよく行われています。本書は漢方の本ですので、これらについては詳しく述べません。専門の本などをご覧ください。

不妊症の漢方治療

このように、婦人科的な診断、治療はかなり進歩しています。漢方治療は婦人科治療の代わりになるものではないでしょう。あくまでも婦人科的治療をサポートするものと考えるべきです。婦人科治療のみではうまくいかない部分に漢方を用いて改善を図っていくことが多いようです。あるいは、症例1のようにまったく原因不明な場合は、婦人科的には特に治療法もないわけですから、まさに漢方治療の適応と考えてよいでしょう。漢方なら、そんな場合でも何がしかの異常としてとらえることができるからです。

症例1を漢方的にみるとこうなる

さて、漢方では「華奢、色白、冷え」と来ると、普通の漢方医なら「当帰芍薬散《とうきしゃくやくさん》の証」と考えます。つまり当帰芍薬散が効くタイプの患者さんだな、ということです。私もこの方を拝見した際にやはり「当帰芍薬散の証だな」とピンときました。実際に舌はぼってりと胖大《はんだい》で、さらに薄い白苔が覆っており、むくみ傾向（水滞《すいたい》という）にあることを示しており、舌の色は淡白で、血虚すなわち「血」の量が少なめであることを示しています。脈は左沈細・右浮滑で、血虚と水滞を裏づける所見です。腹診では、へその周囲に圧痛を触れ、しかもへその上下に動悸を触れることができました。血虚による瘀血と水滞を裏づけます。また、胃のあたりを軽く叩くと「ちゃぷちゃぷ」と音がしました。振水音といって、胃に水がたまっている（胃内停水）と取ります。脾虚の症状です。

白い帯下（おりもの）や下痢しやすいというのは冷えを表しており、実際に冷えを訴えていますし、基礎体温も低いので、これは脾陽虚（温める力の不足による消化不良など）ととらえました。

したがって、治療法としては補血（血を補う）＋利水（余分な水を去る）＋補脾（消化機能を改善する）＋補陽（温める）となります。

当帰芍薬散の証

当帰芍薬散は、芍薬、当帰、川芎、沢瀉、茯苓、白朮という六種類の生薬からなるものです。芍薬・

当帰が血を補い（補血）、川芎・当帰が血の流れを改善（活血）します。沢瀉・茯苓・白朮が水の流れを改善し、むくみを治療（利水）します。とても基本的な漢方薬で、特に女性の月経に関するトラブルにはよく用いられます。補血＋活血＋利水の薬で、この漢方処方が合う血虚＋水滞タイプの方を「当帰芍薬散の証」と呼ぶのです。

症例1の漢方治療の実際

証の把握は比較的に簡単でしたので、当帰芍薬散（エキス）を用い、さらに補脾・補陽の目的で人参《にんじん》湯《とう》エキスをこれに加えて投与しました。

二週間後、「身体が温まります」といって再受診されました。このまま同じ処方を続けることにしました。四か月後には基礎体温も上昇しはじめ、月経周期も三〇日ほどになってきました。さらにこのまま治療を続け、半年後に無事妊娠されました。その後も当帰芍薬散だけを続け、順調な経過をたどり、無事出産されたとうかがいました。

この方は、何度も人工授精や体外受精にトライしてもうまくいかず、結果的に漢方治療だけで無事に妊娠に至ったケースです。漢方薬も最初からずっと同じで、しかもエキスだけでかなり早く効果が出ました。

本症例の場合は、典型的な当帰芍薬散の証の方でした。さらに人参湯で陽を補い、実際には身体を温めたため、うまくいったものと考えられます。

こういう方ばかりだとよいのですが、実際には一筋縄ではなかなかうまくいかず、処方をあれこれとやりくりして治療しています。

冷える方への応用編

多くの方がこのような血虚＋水滞＋陽虚に属し、実際に当帰芍薬散＋人参湯で効果を上げています。ちなみに人参湯とは、人参（気を補う）・白朮・甘草（消化を助ける）・乾姜（温める）の四つの生薬からなり、特に乾姜の温める作用が期待されます。冷えが強い場合にはこれに附子を加えてさらに温めます。附子＋人参湯は名前が変わり、**附子理中湯**《ぶしりちゅうとう》といいます。

また、冷える方で卵子の発育が思わしくない方には、人参湯や附子の代わりに**八味丸**《はちみがん》（**八味地黄丸**《はちみじおうがん》）を投与することもあります。八味丸は漢方でいう腎の働きを鼓舞し、これを助けますが、腎とはいわゆる腎臓の持つ排泄機能のほか、成長・発育・生殖機能などを制御する働きをも持っています。八味丸は「漢方のホルモン剤」と呼ばれることもありますが、卵子の発育にもよいように思います。

八味丸は、地黄・山茱萸・山薬・沢瀉・牡丹皮・茯苓という六つの生薬（これだけで六味丸という）を基本としています。地黄は腎を補う作用があり、これが大量（一日量で六g）に含まれることから、八味丸を漢方のホルモン剤と呼ばしめているのです。地黄には補血作用もあり、当帰・芍薬とも似ています。牡丹皮は上半身に上がってくる熱を冷ます作用のほか、活血作用がありますので、八味丸は「地黄・沢瀉・牡丹皮・茯苓」で当帰芍薬散に若干似ていることになります。これに肝を補う山茱萸、脾を補う山薬が配合され、万全となったところに、桂皮・附子という温める生薬二つを追加してあります。

月経のときの出血が多い方、だらだらと長く続く方は、漢方的にも出血による気の消耗が加わりますので、とにかく出血を止めなければなりません。婦人科で診てもらうのが先決ですが、補中益気湯《ほちゅうえっきとう》や芎帰膠艾湯《きゅうききょうがいとう》などで出血を抑えることもあります。

以上のような薬を適宜組み合わせて治療に臨みます。なお、本例ではエキス剤を用いましたが、実際には生薬の出し入れが自在にできる煎じ薬で治療することが多いです。

また、体外受精で着床がうまくいかない方には、冷えの方が多いようです。同じように当帰芍薬散をベースにして治療します。

症例2

三二歳女性。二六歳で結婚して以来、妊娠に至りません。三〇歳のときに産婦人科を受診したところ子宮筋腫が二個見つかり、これの影響かもしれないとのことでその年に摘出手術を受けました。ただし最近の検査で再発が見つかっています。卵管の片側閉塞も確認されています。夫の精子には異常がありません。これまでに体外受精を二度行いましたが、いずれも不成功に終わり、今度は漢方治療を試してみようと思い、

図7-2 冷え（低体温・末梢循環不全）

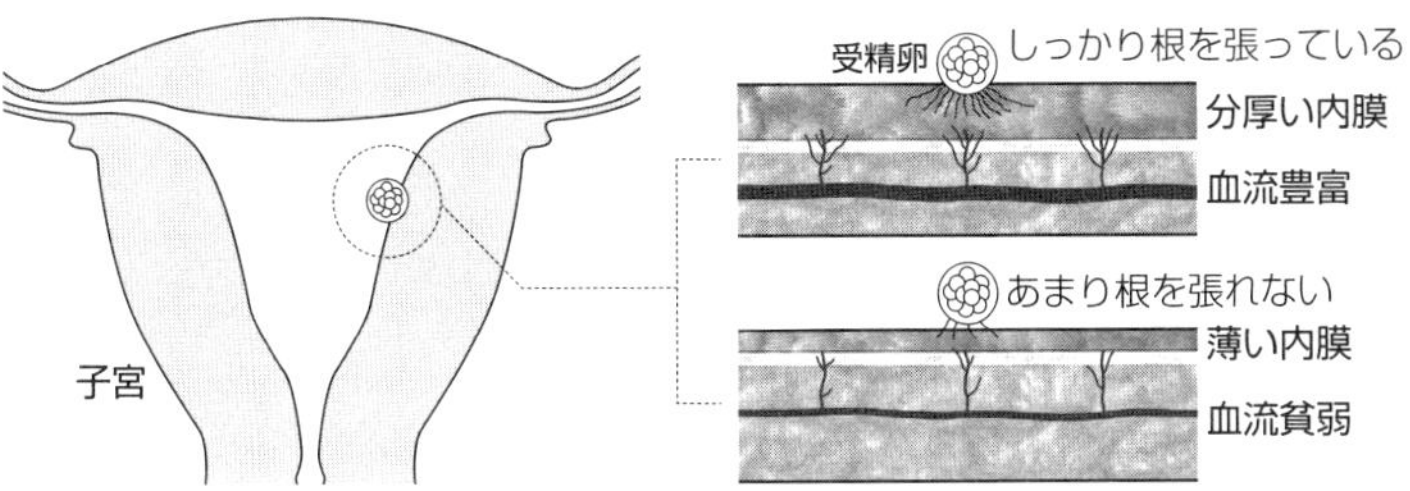

私の外来へ受診されました。

この方は、身長一五六センチ、体重五五キロとがっちりとした体格で、皮膚は若干色黒であり、基本的には身体は健康でした。ただ、生理（月経）周期が二四日前後と短めです。月経痛もきつく、肩こりや頭痛もひどいそうです。また、月経前はイライラすることが多く、月経前緊張症と診断されています。

腰のあたりの冷えが強く、便秘しやすいとのことです。基礎体温はきれいな二相にならずバラバラですが、三六・四度〜三七・〇度の間にありました。

症例2を漢方的にみるとこうなる

漢方では「がっちり、色黒、イライラ、便秘」と来ると、普通の漢方医なら瘀血証ととらえます。つまり、血液循環が滞っているためにさまざまな悪さをしていると考えます。桃核承気湯《とうかくじょうきとう》や桂枝茯苓丸《けいしぶくりょうがん》が効くことが多いので、「桃核承気湯の証」「桂枝茯苓丸の証」などといいます。両者の違いは、桃核承気湯のほうが作用が激しく、イライラと便秘がきついものに用いるところにあり、桂枝茯苓丸にはそれほど激しい作用はなく、瘀血証全般に用いることができます。

なお、瘀血の方は筋腫やポリープなどができやすい傾向にあります。逆に、これらがあるという時点で瘀血を考慮してよいでしょう。

私もこの方を拝見した際には「桃核承気湯の証だな」と思いました。舌を見ますと、全体にどす黒く紫がかっており（暗赤色）、舌下静脈の怒張が見られました。腹診では、へその両側に圧痛を認め、いずれも瘀血証に特徴的な所見が得られました。

症例2の漢方治療の実際

定石通りにまず桃核承気湯エキスで治療を開始したのですが、電話で間もなく問い合わせがあり、「指示どおりに一日三回飲んだら下痢になって困る」とのことでした。そこで「下痢しない程度に減らしてみてください」と伝えると、二週間後に受診した際、ほとんど一日に一回飲めるかどうかという程度でした。この治療の目的は便秘を治すことではありません。活血して瘀血を去るのが目的ですから、桃核承気湯を一日に一回程度服用するのではとてもかなわないだろうと判断しました。そこで、桂枝茯苓丸を一日三回投与することにしました。

しばらくこれを続けているうちに、二か月後には舌の静脈の怒張も取れ、肩こりや月経痛などの周辺症状も取れてきたのですが、基礎体温が一定しません。また、便秘に関しては出たり出なかったりを繰り返しているというのです。

図7-3 瘀血の特徴的所見

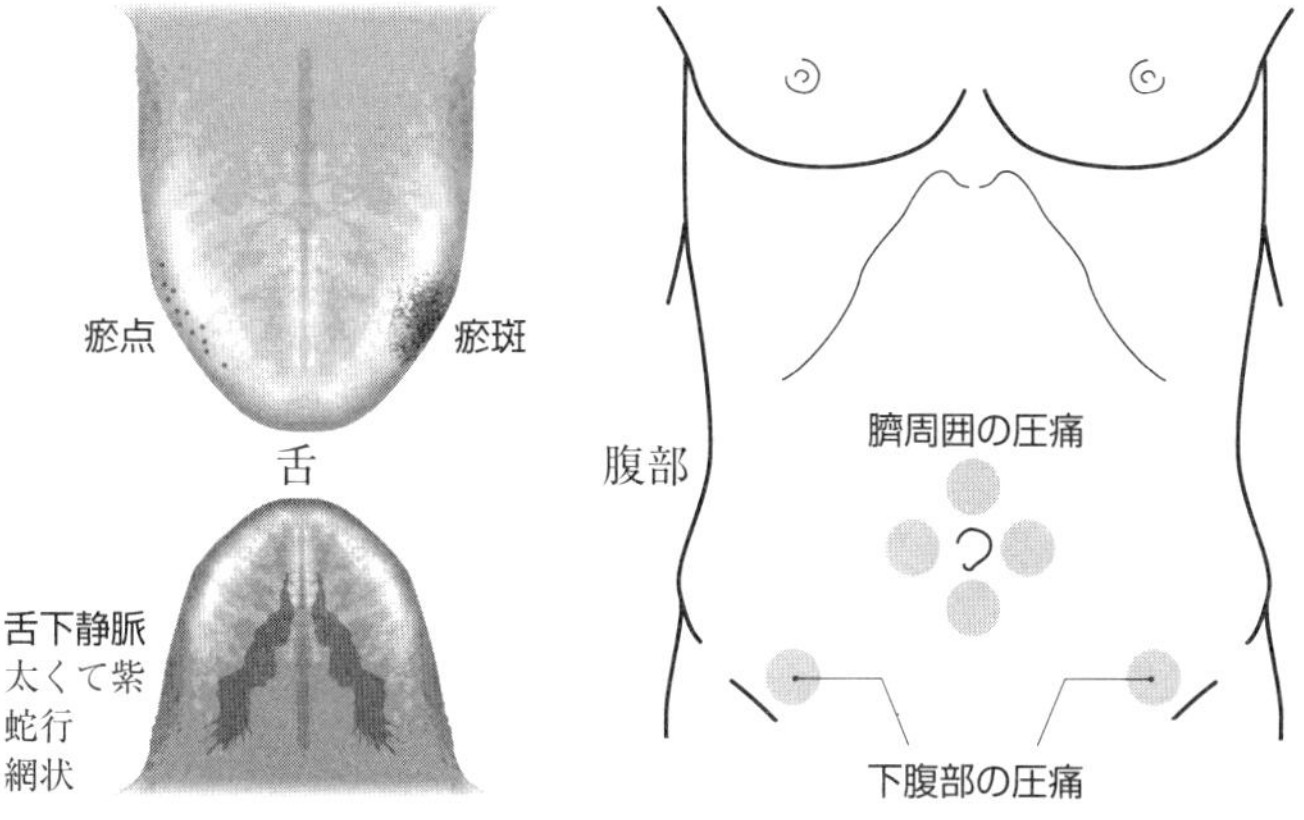

また、イライラは最近特にひどくなってきたといい、たとえ下痢になっても桃核承気湯のほうがよかったということでした。

桃核承気湯と桂枝茯苓丸の証

桃核承気湯は大黄・桃仁・桂皮・芒硝・甘草の五つの生薬からなり、桂枝茯苓丸は桂皮・芍薬・茯苓・桃仁・牡丹皮の五つの生薬からなります。桃仁・桂皮が共通ですが、これが活血（血行改善）作用を持ちます。桃核承気湯はさらに大黄という強力な活血剤を配合し、芒硝・甘草と一緒になって便秘を解除する力もあります。これでイライラを解除することもできます。桃仁は、油分を多く含む生薬で、精神安定作用もあるといわれていますが、エキスにしてしまうと油分が揮発してしまい、この作用が減弱するように思います。

桂枝茯苓丸には大黄の代わりに牡丹皮という別の活血剤が入りますが、これには瀉下作用はありません。芍薬・茯苓は当帰芍薬散にも含まれますので、前掲の症例1を参照してください。

なお、桂枝茯苓丸の瘀血改善作用を応用し、子宮筋腫の治療に用いられることがあります。一般には、直径五センチ以内であれば縮小することがあると報告されています。

桂枝茯苓丸は、この他子宮内膜症の治療にもよく用いられます。

女性の月経異常には肝の失調が絡んでいる

漢方では、精神的ストレスを肝気鬱結（肝鬱）といい、肝気が鬱結すると脾の機能を失調させるのでした。ところで、肝はまた、血を蔵し血流を調整する作用を持っていますので、これが失調すると瘀血をきたしかねません。肝鬱は月経にも支障をきたすのです。この症例のように、明らかに月経前になると精神症状が出る場合には、肝の失調を頭に入れて治療しなければなりません。

桃核承気湯は、瘀血によって気が上逆する気逆証を治療できますが、桂枝茯苓丸はそこまでその効果が強くないことを考えると、肝鬱を解除する方法を追加する必要があります。

そこで私は、桂枝茯苓丸に**加味逍遙散**《かみしょうようさん》を追加することにしました。加味逍遙散は、当帰・芍薬・茯苓・白朮・大棗・生姜・甘草・柴胡・山梔子・薄荷の一〇の生薬からなります。当帰・芍薬・茯苓・白朮は当帰芍薬散と共通で、補血（活血）・利水作用があります。茯苓・白朮・大棗・生姜・甘草には補脾作用があり、柴胡・山梔子・薄荷に肝鬱を解除する作用があります。非常にバランスのよいオールラウンドな処方で、ある程度の便秘改善作用もあり、これ一剤だけで対処できることも多いものです。

これを開始した次の月経は本当に軽く、いつものイライラもほとんど感じなかったといいます。面白いのは、月経がきちんと二八日周期で到来したこと、基礎体温がきれいな二相になったことです。ここで妊娠は近いなと私はひそかに思いました。

治療開始後八か月目にうまく自然妊娠に至りました。

瘀血を治すことの重要性

現代医学的、漢方医学的根本原因が何であれ、不妊女性には血虚または瘀血（あるいは両方）がほぼ共通して見られ、冷え（陽虚）がこれに次いで頻繁に見られます。肝鬱にならないことも大事です。つまり、「心穏やかに、身体を温めて血流をよく保つ」ことがほぼ必須となります。

一見、瘀血がなさそうでも、実は隠れていることは多いものです。また、血虚は補うだけでは治らないわけで、活血が必要なことも何度か説明しました。ですから、活血で瘀血を治すことは必ずといってよいほど行うべきことです。

婦人科的な不妊治療では、さまざまなホルモンを内服あるいは注射で用いますが、これらが瘀血を招来するという人もいます。

ある知人の婦人科医は、まず多少きつめに（下痢するくらいに）瘀血解除を数日間やり、その後本来の治療に移るとうまくいくといいます。

症例3

次に、男性側に原因のある不妊症について見てみましょう。

三五歳男性。結婚後四年経過しても妻が妊娠しないため、婦人科へ行ったところ異常がなく、本人も精液検査をすすめられたところ、精子の濃度が六一〇万個／mℓ（正常二〇〇〇万個／mℓ以上）、運動率三二％（正常五〇％以上）と低く、奇形率も四四％（正常は三〇％以下）と高いことがわかり、泌尿器科を紹介され、そこで原因を探ったところ「精索静脈瘤」と診断されました。手術をすすめられましたが、妻が私の外来で漢方治療を受けていて体調がよいことから、ある夏の暑い日にご自分も受診されました。

この方は、身長一七七センチ、体重七一キロで、基本的には健康でしたが、疲れやすく、足腰の冷えが強く、下痢しやすいほうで、寝汗をときどきかくとのことです。

男性不妊とは

以前は、赤ちゃんができないとなれば女性に問題があると短絡的に考えられてきたのですが、最近は、不妊カップルの半数程度は男性にも原因があると推測されています。それでも、まだ男性が進んで検査に赴くということには、病院（主に婦人科で行います）の敷居が高いのでしょうか。「隠れ男性不妊」はまだまだ多いように感じます。

男性不妊には、精巣で精子がつくられない（造精障害）、つくられた精子が精巣から外へ出てこられない（精路通過障害）、精子が女性の膣内へ運ばれない（勃起不全・射精障害）などの問題があります。

原因はさまざまで、先天的なもの、性ホルモンの異常による内分泌的なもの、精索静脈瘤、鼠径ヘルニアなどの泌尿器科の病気に続いて起こる物理的なもの、精神的なものなどがあります。それらの原因に応じてさまざまな治療がなされます。泌尿器科的な診断、治療はかなり進歩しています。漢方治療の出番は、それらの代わりになるものではありませんが、具体的には、造精障害や勃起不全などの改善を図っていくことが多いようです。

この方の場合は精索静脈瘤ですが、これは非常に多くの男性に見られ、男性不妊の原因ではトップといわれています。

なお最近、世界的に男性不妊が増えているといわれています。男性の精子数が世界的に減少傾向にあるというのです。これは、ほかの生物にもみられている現象で、内分泌攪乱《かくらん》物質（環境ホルモン）の影響ではないかといわれています。内分泌攪乱物質には、殺虫剤・農薬のほか、プラスチック製の食器類などから溶け出すものなどがあり、環境中にほんの微量に存在するだけでも、それを摂取した人の体内では、あたかもホルモンのような働きをする可能性が指摘されています。まだ賛否両論があるようですが、これらの内分泌攪乱物質が男性の体内で女性ホルモン様の働きをして、男性を「女性化」しているのだとしたら大変です。

症例3の漢方治療の実際

さて、この方の場合は下痢、寝汗などの脾虚症状が見られ、すなわち消化器が弱いことがうかがえました。さらに、脈が沈で弱く、舌は淡白色で気虚と思われ、腹診ではへその両側に圧痛を認めました。

さらには、精索〝静脈瘤〟という病名から、静脈の鬱血、すなわち瘀血があると判断しましたので、補脾・補気＋活血を促すつもりで、**補中益気湯**＋**桂枝茯苓丸**（エキス）で治療を開始しました。

五か月後に精液検査を行ったところ、濃度が一八六〇万個／mℓ（正常二〇〇〇万個／mℓ以上）、運動率四四％（正常五〇％以上）、奇形率一四％（正常は三〇％以下）と明らかな改善が見られました。ところが、冬になったためか下半身の冷えがひどく、手も感覚がなくなるほど冷えるとのことで、補中益気湯を同じく補脾力があってしかも温陽作用もある**人参湯**（症例1参照）へ、桂枝茯苓丸を活血＋補腎＋温陽作用のある**八味丸**（症例2参照）へ、それぞれ変更しました。これで冷えは改善しました。

翌春に奥さんがめでたく懐妊されたので、治療を終了しました。

補中益気湯の利点

これは読んで字のごとく、中（おなかのこと）を補い、気を増す（益す）漢方処方です。人参・黄耆・白朮・大棗・生姜・甘草の六つで脾を補って気を産生させ、陳皮・柴胡・升麻で気の循環をよくし、特に気を身体の上部へ引き上げ、当帰で血行を改善することを目標とした処方です。黄耆には発汗を抑制する作用も知られています。

補中益気湯はさまざまな病気の治療に幅広く用いられますが、男性不妊症については比較的短期間で効果が見られるという現代医学的な研究データもあります。もちろん、きちんと証を取った上で用いるのが漢方薬ですが、補中益気湯の場合、禁忌でなければ用いてみるという使い方でも効くという医師もいます。

男性不妊に多いその他の特徴

飲酒の機会が多く、いわゆる「メタボ」体質の方も不妊になりやすいようです。この場合、過剰摂取した高カロリーの食べ物やアルコールが、漢方でいう食滞となっておなかにたまり、これが熱化して湿熱となります。これは湿ですから重たい性質を持ち、下降して陰部へも至ります。こうして生殖器が熱で蒸されるために不妊になる、と漢方では考えます。このために、食生活の改善をすすめることは当然ですが、処方としては湿熱を消す**竜胆瀉肝湯**《りゅうたんしゃかんとう》、**防風通聖散**《ぼうふうつうしょうさん》などを用いることもあります。さらに、脾を鍛えて食滞をつくらないようにするために、**四君子湯**《しくんしとう》、**六君子湯**《りっくんしとう》、**茯苓飲**《ぶくりょういん》などを補脾薬としてあえて追加する場合もあります。

女性不妊も男性不妊も漢方的にみれば同じ？

女性と男性では、生殖器官の構造が異なるので、現代医学的な原因、病名、治療法などはもちろん異なりますが、これまで述べてきたように、漢方では瘀血、脾虚など、かなり共通部分があるということがおわかりだと思います。したがって、女性も男性も同じ処方（桂枝茯苓丸、八味丸、人参湯など）を使うことがよくあるのです。

ここでは取り上げませんでしたが、男性の勃起不全が原因となる男性不妊も漢方治療の対象となることがあります。勃起不全の多くは精神的なものですから、漢方的には肝鬱ととらえることができます。肝鬱を治療する加味逍遙散や、柴胡《さいこ》加竜骨《かりゅうこつ》牡蛎湯《ぼれいとう》、桂枝《けいし》加竜骨《かりゅうこつ》牡蛎湯《ぼれいとう》などで改善するケースがあるのです。あとの二者に共通して配合される竜骨、牡蛎という生薬は、漢方では重鎮安神剤《じゅうちんあんじんざい》といわれ、精神安定を図りたいときによく用いられます。

牡蛎には、この他にも軟堅散結《なんけんさんけつ》作用といって、堅いものを軟らかくする作用があるといわれています。私にも、卵管閉塞があって、婦人科でとても治療は無理だといわれた方に用いて、めでたく妊娠に至った経験が何例かあります。

さいごに

よく、「漢方治療を受けるとどれくらいで妊娠できますか」という質問を受けます。正確に調査したことはありませんが、一年間漢方治療を継続していって妊娠する方が二〜三割くらいでしょうか。ただし、漢方治療のみで自然妊娠を目指す方は少なく、ほとんどの方は婦人科の治療を並行して行っていますから、併せることではじめてうまくいったのか、どちらか片方がうまくいったのか、後者ならば漢方と現代医学のどちらが効いたのか、正直なところまったくわかりません。ただ、臨床家としてはとにかく無事妊娠に至ってさえくれればよいので、漢方治療が現代の婦人科治療の邪魔にさえならなければ、どんどん用いてよいと考えています。

不妊治療は長丁場ですから、中途で来院されなくなる患者さんも少なくありません。てっきり漢方治療を諦めたのかと思っていたら、ある日ひょっこりと来院され、「子どもが生まれ、授乳中にかぜをひいたので飲める漢方薬を」と治療を希望される方や、赤ちゃんを連れて来られ、「二番目の子がほしい」とおっしゃる方もいるので、何ともわからないものです。

最近では、結婚する年齢が男女ともに高くなっており、厚生労働省が出している「平成一八年度婚姻に関する統計の概況」によれば、平成一七年では男性三一・二歳、女性二九・三歳で、ここ三〇年間でどちらも四歳ほど上昇しています。女性が子どもを産めるのは閉経する前までで、閉経時期が遅れているとは考えられないことを合わせますと、おのずと妊娠できる期間は短縮していることになります。こういう結婚年齢の高齢化の影響で、「早く産まなければ」という焦りも強くなっているのでしょうし、母親となる女性への社会的・職業的ストレスなども増えていることを考えますと、肝鬱を起こす機会が増え、だんだん妊娠しづらい世の中になっているのかもしれません。

本項では女性、男性両方の不妊治療について述べてきました。これまでの漢方治療報告例は圧倒的に女性の方が多いものです。私も、治療例は五〇対一くらいで女性が圧倒的に多いのです。先に述べたように男性不妊例はもっと多いので、今後もっと男性不妊の発見と治療が広まることを願っています。

第八章　気管支喘息

気管支喘息は年々増えています。わが国では全人口の三％程度がかかっているといわれています。以前は小児の病気だとされていたのですが、最近は成人になっても続く場合や、成人になってはじめて発病するケースも増えています。喘息発作が強くなると呼吸困難になり、場合によっては命取りになることもあります。いわゆる喘息死ですが、最近までこの喘息死が大変増えてきていました。最近は、吸入ステロイド治療の徹底で減少傾向にありますが、依然としていわゆる突然死をきたすことのある怖い病気のひとつです。この病気に漢方ではどのように関わっていくのでしょうか。お話ししてみましょう。

気管支喘息は免疫の異常から

免疫は、私たちの身体を病気（正確にはウイルスや細菌などの病原体）から守ってくれるシステムです。ウイルスや細菌などが身体に侵入した場合、これらを攻撃し身体を防衛する機能のことです。免疫は、「自分ではない」ものを認識して排除するのですが、普段身のまわりにある食物や植物などには「自分ではない」にもかかわらず反応しません。これはそのようなものに対して「寛容」である働きも免疫には備わっているからです。

ところが、そういう寛容であるべきものに寛容ではない状態が、アレルギーです。身近な例では、花粉アレルギー、卵アレルギーなどがあります。つまり免疫が過敏になった状態です。この他、ホコリやダニの抜け殻なども身近に多いのですが、これらにもアレルギー反応を起こす人が増えています。アレルギー反応を起こす物質をアレルゲンといいます。

気管支喘息はアレルギー性疾患の代表です。

気管支喘息とはどんな病気か

気管支喘息は、身のまわりのアレルゲンを吸入した際、その刺激に対して気管および気管支（気道と総括します）がアレルギー反応を起こし、炎症を起こす病気です。炎症とはいえ、単なる気管支炎ではありません。

この炎症は、気管支でも特に末梢の細いところで起こりやすく、そのために気道がむくんで狭窄を起こし、空気の往来が妨げられますので、ゼーゼーという音（喘鳴）が起こり息がしづらくなります。

この炎症は起こったり止んだりするので、気道の閉塞も起こったり止んだりします。ですから、〝元に戻すことができる（可逆的）〟閉塞といわれます。ただし、慢性化すると気道の構造が次第に変化していき、閉塞を起こしやすくなることが知られています。

閉塞がはじまったときを発作といいます。発作のときは、息がしづらくなり、喘鳴のほか、咳、痰なども出ますし、重症化する

図8-1 気管支喘息モデル

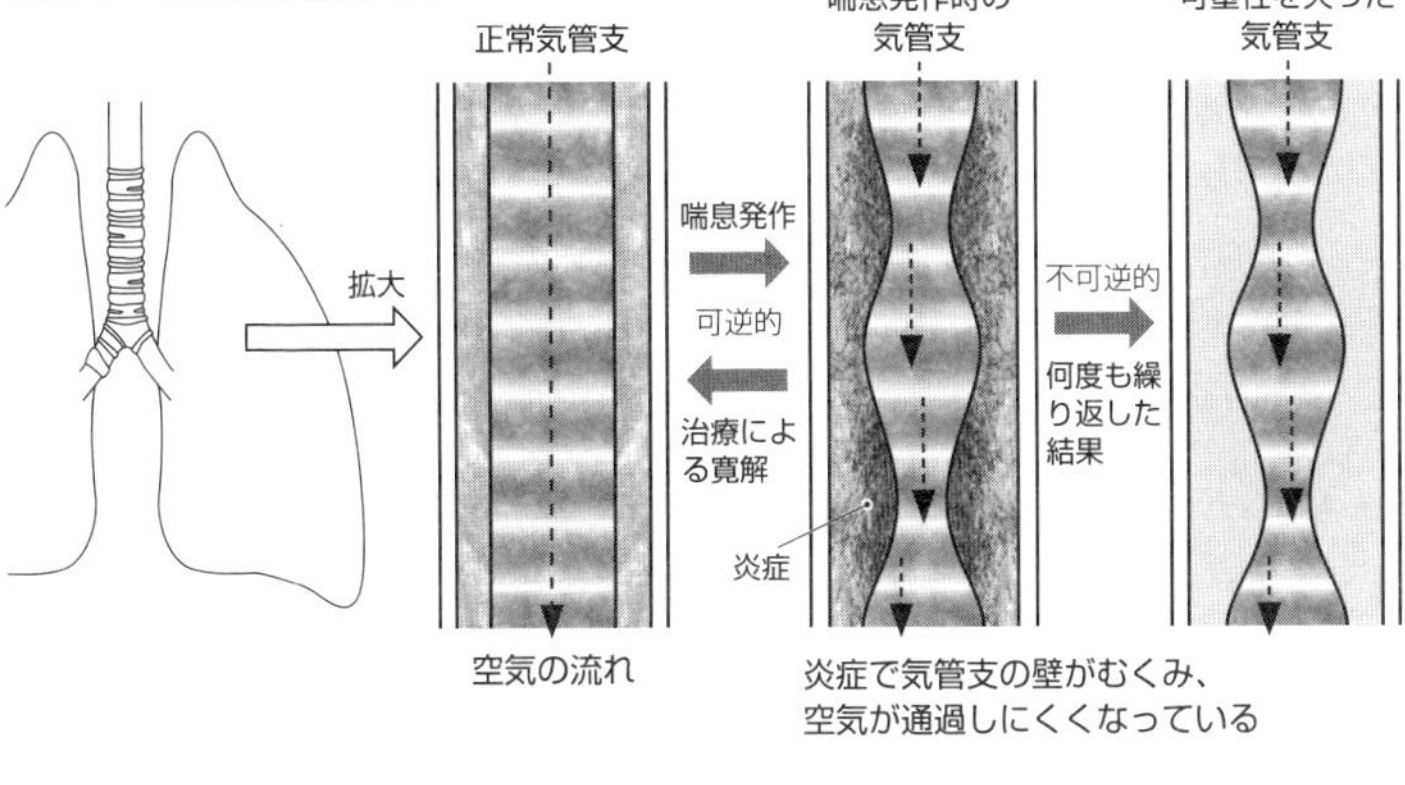

と呼吸困難、チアノーゼなどを呈するようになり、最悪の場合は酸素を身体に取り入れることができなくなり、喘息死へとつながります。

気管支喘息の診断と治療

気管支喘息は、発作時以外には聴診でもレントゲン検査でも異常が見られないことがほとんどです。ですから、発作のときの様子を問診することが非常に重要になります。発作が起こるのは早朝、朝三〜四時ごろが最も多いものです。

ただし、アレルゲンへの反応性は非発作時でももちろん残っており、血液検査でわかることもあります。

気管支喘息の治療は、吸入ステロイド剤が中心です。これで炎症とアレルギー反応を抑えるのです。少量のステロイドを吸い込みやすいような粉末に仕上げたものがよく用いられています。これに交感神経（β2）刺激剤、気管支拡張剤（テオフィリン製剤）、抗アレルギー剤などが補助的に併用されることもあります。漢方薬も、軽症・中等症の気管支喘息患者に対し、補助薬として用いることができます。

症例1

一六歳女性。生まれつき身体が虚弱で、これまでかぜをひいて学校を休むことが多かったといいます。ずっと小児科医のもとで吸入ステロイド剤、抗アレルギー剤などを処方されていましたが、季節の変わり目になると発作が出て、発作止めの交感神経刺激薬を吸入し、ステロイド剤の量を増やしたりして対応してきたそうです。友人が漢方で気管支喘息が治ったという情報を聞き、私の外来へ受診されました。

この方は、身長一五五センチ、体重四七キロで、喘息以外は基本的には病気はないということです。血圧は九六／五四mmHgと低めですが、健康診断でほかに大きな異常を指摘されたこともありません。生理（月経）も、月経痛が少しある程度で問題ありません。食欲は普通ですが、下痢しやすいとのことです。体温は低めで、三六・〇度を切ることが多いそうです。

舌は淡紅色（きれいなピンク）で、苔が若干厚めにかぶっています。舌下静脈には異常ありません。脈は沈んで（沈）弱く触れました。腹診では腹筋が薄く、緊張が全体に見られ、動悸をへその上に触れました。

症例1を漢方的にみるとこうなる

この方は、下痢気味で体温も低いので、漢方では脾気虚ととらえられます。脾すなわち、消化器・免疫機能が低下している状態です。アトピー性皮膚炎のところで指摘したように、脾虚がある方は二次的に肺、すなわち鼻や皮膚、気道の機能が落ちます。この方には皮膚や鼻の異常はありませんが、現代医学的な肺だけではなく、漢方的な肺の異常ととらえられるわけです。

したがって、この方のようなケースでは補脾を行うことが根本治療（本治）になります。普通の漢方治療では本治に並行して標治として対症療法を行うのですが、すでに現代医学的な治療が行われていましたので、それを標治と見立てて、漢方では本治に徹することにしました。脾虚があり、腹壁の緊張が強く、下痢しやすいということで、小建中湯《しょうけんちゅうとう》を投与しました。

症例1の治療経過

結局この方は、小建中湯だけで一年間治療しましたが、その間は喘息発作は一度も起こらず、かぜもほとんどひかず、ずいぶん体力がついたと実感できましたので、一年二か月後に小建中湯を半量にし、さらにその四か月後に治療をいったん終了しました。その後、一回だけかぜで受診しましたが、学校を休むこともなくすごしています。

小建中湯の証

この処方は、桂皮、芍薬、大棗、生姜、甘草、膠飴という六種類の生薬からなるものです。葛根湯《かっこんとう》とも似ていますが、桂枝湯《けいしとう》を基本につくられたもので、使う生薬の分量が若干違いますので、期待される効果も若干異なります。芍薬が桂枝湯の倍入り、おなかの緊張や痛みを取り、桂皮が身体を温めて気の流れを改善してくれるのです。あとの四つの生薬（大棗・生姜・甘草・膠飴）は以上の作用を補佐し、消化を助けます。

この漢方処方が合う脾（気）虚タイプの方を「小建中湯の証」と呼びますが、この方のようにやせ気味で、おなか全体が薄いベニヤ板を張ったように緊張しているのが特徴です。

症例2

四〇歳女性。この方も生まれつき身体が虚弱で、幼少児期から気管支喘息に悩まされてきました。内科医のもとで吸入ステロイド剤、抗アレルギー剤などを処方されていますが、やはり季節の変わり目になると悪化し、発作止めの交感神経刺激薬を吸入し、ステロイド剤の量を増やすそうです。また、数年前からいわゆる花粉症が出るようになりました。根本的に身体を治したいという希望で漢方治療を探し当て、春の花粉症の真っ最中に私の外来へ受診されました。

この方は、身長一五八センチ、体重五〇キロで、色白で、若干虚弱そうな印象がありました。現在は花粉症で鼻汁、鼻詰まり、眼のかゆみなどが出ています。これら以外には持病はないということです。月経には特に問題ありません。食欲は普通ですが、どちらかといえば下痢しやすいほうだそうです。体温は低めで、三五度台であり、血圧も八八／五六mmHgと低めです。代謝が低い印象を受けます。

また、特に冬の間は気分的に鬱々とすることが多く、以前うつ病と診断されて抗うつ剤を飲んでいたこともあるそうです。

舌は薄めの淡紅色で、苔は白で薄く、歯形（歯痕）がついています。舌下静脈には異常ありません。脈は沈ですがしっかり打っています。腹診では腹筋が薄く、動悸をへその上に触れたほか、心下部を叩くとちゃぽちゃぽと水の揺れる音（振水音）を認めました。また、へその左右に圧痛を認めました。

症例2を漢方的にみるとこうなる

この方も漢方では脾気虚ととらえられますが、脾には身体を温める作用もあります。この機能が低下すると当然身体は冷えてきます。この方は裏寒といって、身体の内側が冷えている、すなわち内臓が冷えている可能性もあります。実際に体温も低めです（症例1と似ています）。これらが重なって水、すなわち水分の停滞を起こしています。また、うつ気分になることが多いので、肝鬱があることは間違いありません。また、若干の瘀血もあってもおかしくありません。このような場合は、**柴芍六君子湯**《さいしゃくりっくんしとう》を用いることが多いのですが、裏寒と水滞が特に強いので、これに**苓甘姜味辛夏仁湯**《りょうかんきょうみしんげにんとう》を加味した処方としました。煎じ薬で以下のような処方をつくりました。

柴胡〈四g〉、香附子〈四g〉、芍薬〈六g〉、人参〈四g〉、茯苓〈四g〉、半夏〈六g〉、陳皮〈三g〉、白朮〈三g〉、杏仁〈二g〉、大棗〈四g〉、乾姜〈二g〉、細辛〈二g〉、附子〈一g〉、甘草〈二g〉、麻黄〈二g〉

柴胡、香附子はうつ気分を改善し、特に柴胡は免疫調整作用も合わせ持ちます。芍薬、人参、茯苓、白朮、大棗、甘草は補脾薬です。杏仁、半夏、陳皮、麻黄が気道を広げて痰を除去し、乾姜、細辛、附子は裏を温めます。よく見ると、**麻黄附子細辛湯**《まおうぶしさいしんとう》や**小青竜湯**《しょうせいりゅうとう》にも似ていますが、これで治療を開始しました。

症例2の治療経過

二週間後に再受診されたときは、花粉症の症状もかなり楽になっており、気分的にも楽だといいます（あるいはもう花粉の飛散量が減ったからでしょうか）。ただし、便がゆるくなってしまったとのことで、肺の気の流れをよくすると同時に排便もよくする杏仁の影響と考えてこれを抜き、軟便を改善する山薬を追加し、次のような処方としました。

柴胡〈四g〉、香附子〈四g〉、芍薬〈六g〉、人参〈四g〉、茯苓〈四g〉、半夏〈六g〉、陳皮〈三g〉、白朮〈三g〉、山薬〈三g〉、大棗〈四g〉、乾姜〈一g〉、細辛〈一g〉、附子〈一g〉、甘草〈二g〉、麻黄〈二g〉

その後、毎年喘息が悪化する四月を無事乗り越え、五月の安定した気候になったときにエキス剤に切り替え、**柴朴湯**《さいぼくとう》＋**麻黄附子細辛湯**にしました。

これで徐々に麻黄附子細辛湯の量を減らしていき、八月からは柴朴湯のみとしました。吸入ステロイド剤もこのころ中止しています。ただし、冬に一回だけ交感神経刺激薬の吸入が必要でした。

翌年の三月になると、花粉症の症状が出現してきたため、柴朴湯に苓甘姜味辛夏仁湯を併用することでほぼ乗り切り、同年四月末に柴朴湯のみとし、その後、柴朴湯も漸減して寝る前に一回のみとしました。

翌々年一月には柴朴湯を中止し、三月に苓甘姜味辛夏仁湯を約一か月間だけ処方し、あとはすべての漢方薬を中止しましたが、その後、喘息発作は起こっていません。

柴朴湯をベースに

柴胡、黄芩、人参、半夏、大棗、生姜、甘草（以上、小柴胡湯）、茯苓、厚朴、蘇葉（以上、半夏厚朴湯。半夏と生姜は両方に入る）からなり、気道の炎症を抑える小柴胡湯《しょうさいことう》と、痰を抑え咳を止める半夏厚《はんげこう》朴湯《ぼくとう》を合わせた処方です。気管支喘息のコントロールに、中・長期的によく用いられる処方です。

これをベースに、発作時に小青竜湯や麻杏甘石湯《まきょうかんせきとう》を用いることが多いようです。これらの処方には麻黄という生薬が共通して含まれ、その主成分であるL－エフェドリンに気管支拡張作用があることで有名です。これらは急性期において気道閉塞を直接緩和する目的で用いられ（標治）、柴朴湯は発作のない時期に発作の予防を目的として用いられる（本治）と考えてもよいでしょう。何度かこの本でもお話ししましたが、このように漢方治療を二段階に分けて考えると治療方針を立てやすいものです。

症例2の漢方治療のまとめ

この方は、脾虚による水の停滞、ならびに脾虚による低温からくる冷え、この二つが相互に悪影響を及ぼし合っていたと考えられます。その結果、肺にも病気が及んでいました。これらを改善することが第一の目標だったのですが、重要な点はそこに肝鬱が絡んできていたことです。肝鬱は脾を弱めます。肝鬱を緩和する治療を導入したことで、全体がうまくいったのだと思います。

気管支喘息における漢方治療の意味とは

気管支喘息の現代医学的な治療は、すでに確立しているといえるでしょう。ステロイドは、全身投与すると副作用が出やすいのですが、喘息の場合は吸入薬として肺だけに投与しますし、しかも肺から吸収されて全身に回ることは少ないので、全身的副作用はきわめて出にくいとされています。それならば、何も漢方治療をする必要はないではないか、難病とはいえないではないか、と思う方もおられるでしょう。

私も実は、この病気を本書で取り上げるかどうかについて悩みました。高血圧や糖尿病は取り上げないのに、なぜ喘息なのか、とみなさんも思われるでしょう。現代の薬をずっと使っても副作用が少なければ、それでよいではないかと。

図8-2　脾陽虚・寒痰・肝鬱脾虚の図

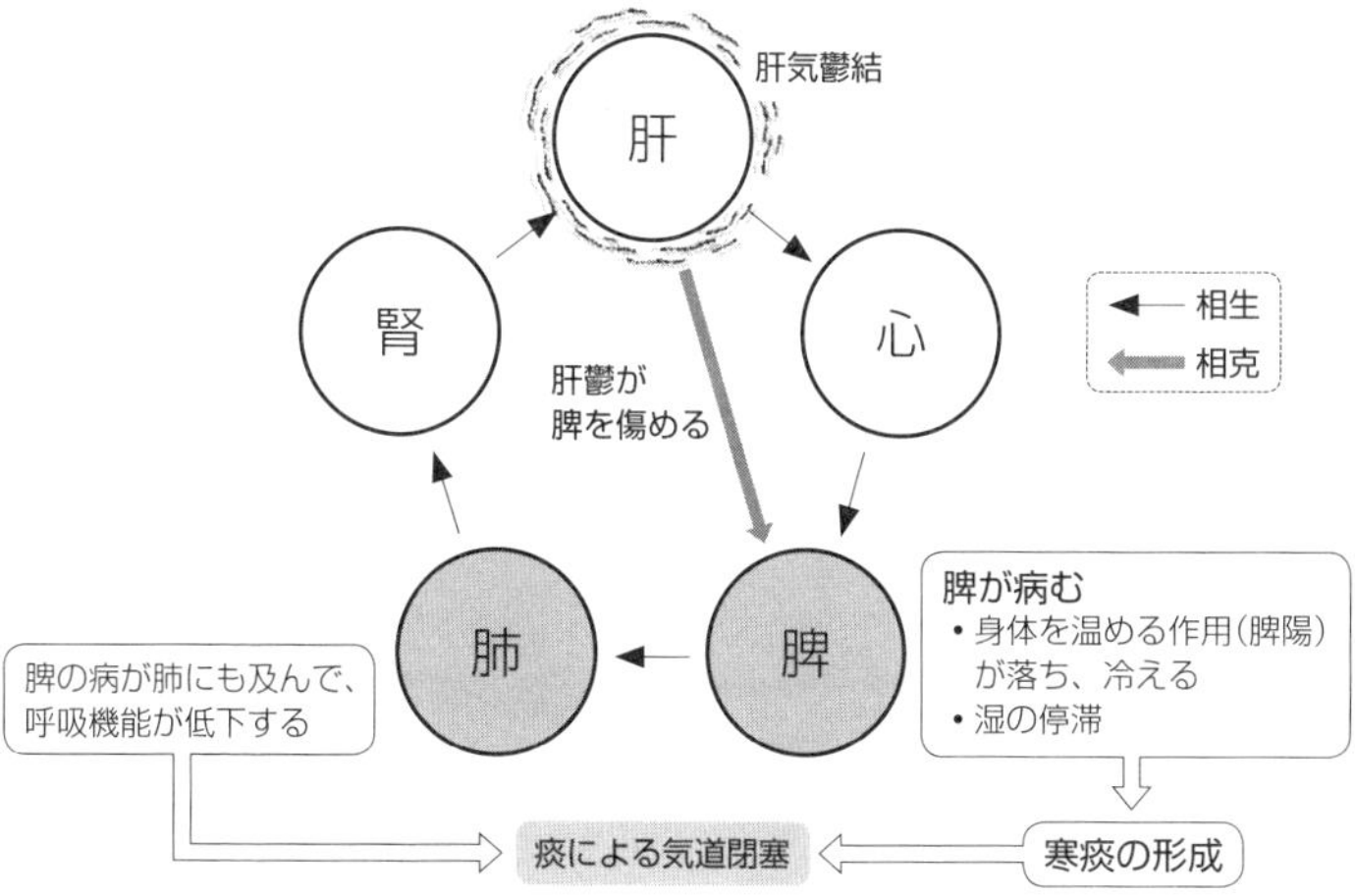

それはその通りですが、それでも取り上げたのは、この病気が「可逆的」であることが理由のひとつです。つまり「治る」ことがあるからなのです。高血圧や糖尿病が治ることがないとはいいませんが、特に糖尿病は進行が止まるだけで、高血圧は多くの場合、一生続くものです。つまり薬で抑え続けることになります。

喘息を取り上げたもうひとつの理由は、漢方の適切な使い方のモデルとなると考えたからです。これは私がいろんなところでいったり書いたりしていることですが、漢方はセカンドチョイスとすべきであり、決して現代医学に先んじて行うものではないということです。効果の安定した現代医学でしっかりと治療をしながら、それに漢方をかぶせていき、漢方が効果を発揮してきたら徐々に現代医学を離れていくということです。つまり、現代医学で病気をしっかり・がっちりとコントロールしている間に、漢方によって自己治癒力を十分に発揮させて、病気を根本から治していくのです。

「現代医学は副作用があるから、漢方だけで治してほし

図8-3 現代医学から漢方へ理想的なシフトの図

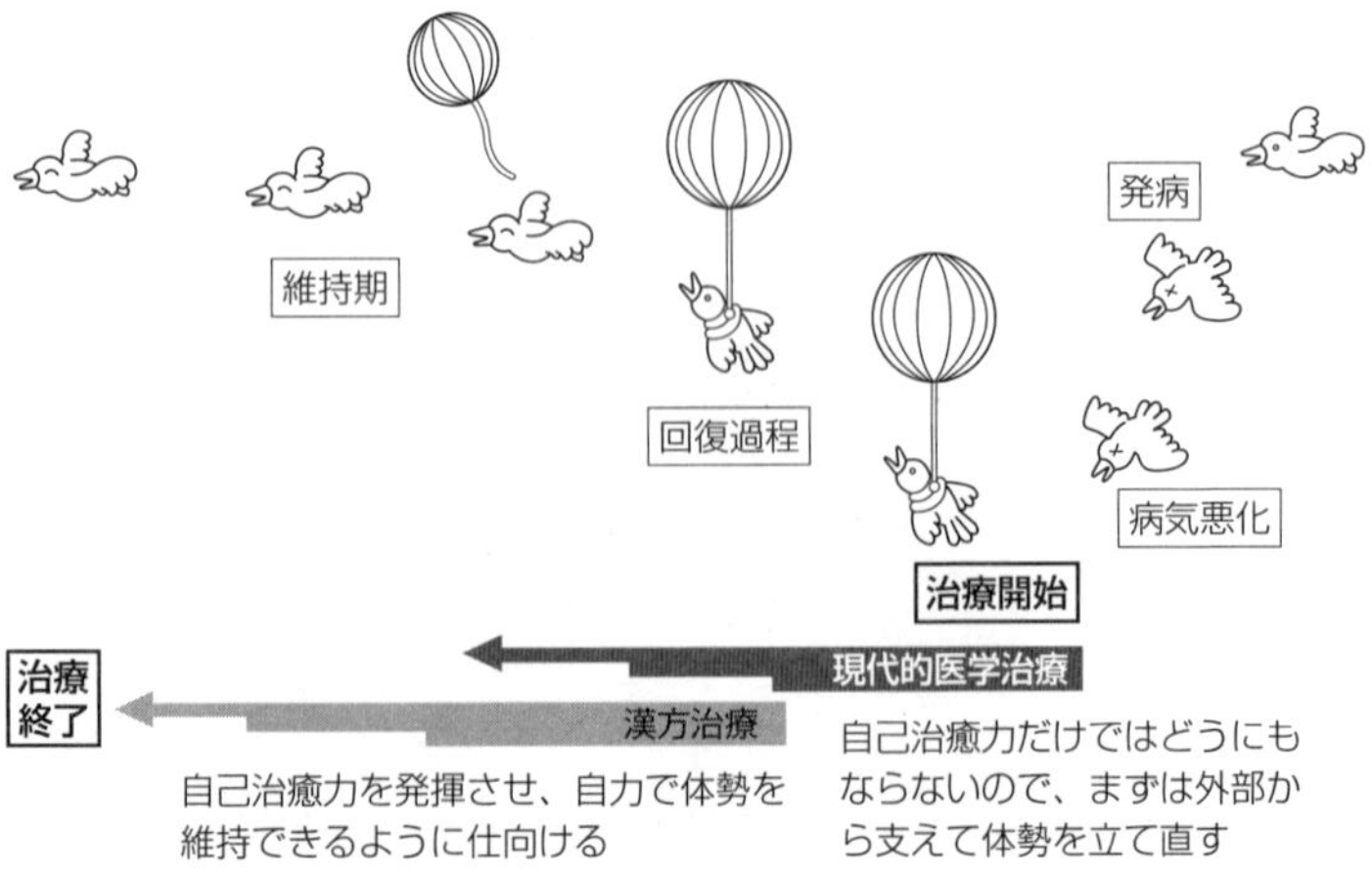
維持期
回復過程
発病
病気悪化
治療開始
現代的医学治療
治療終了
漢方治療
自己治癒力を発揮させ、自力で体勢を維持できるように仕向ける
自己治癒力だけではどうにもならないので、まずは外部から支えて体勢を立て直す

い」という患者さんの気持ちはわかりますが、いきなり漢方だけではじめる、あるいは現代医学のコントロールをいきなり中断して完全に漢方にシフトする、というのには無理があります。漢方にはそこまで強力かつ迅速に病気をコントロールする力はないと私は思うからです。現代医学の副作用が強く出ている場合はきちんと対処しなければなりませんが、まだ見ぬ副作用におびえて安易に漢方に完全シフトし、病気のコントロールを失って、最悪の場合命を落としてしまう、ということのないようにと願っています。

第九章　免疫の異常——自己免疫疾患・膠原病

膠原病《こうげんびょう》は、アトピー性皮膚炎や不妊症などと比べて患者数は少ないのですが、難病であること、現代医学的な治療が今ひとつ満足いくものではなく、漢方外来では患者数が比較的多いことなどから、本書では取り上げることにしました。膠原病は複雑な病気なのですが、その成り立ちを理解すると、ほかのさまざまな病気の理解も容易になりますので、ここで解説します。

免疫の異常で起こる病気がある

気管支喘息のところで触れたように、免疫とは私たちの身体をウイルスや細菌などの病原体から守ってくれるシステムです。免疫は、「自分ではない」ものを認識して排除するのですが、食物や植物などに対しては「寛容」なのでした。免疫は、本来は自分の身体にも対して寛容であるはずです。

ところが、免疫が遺伝的異常やウイルスの感染などさまざまな原因でエラーを起こすと、免疫は自分の身体の一部をも「自分ではない」と誤認して攻撃しはじめることがあります。これは明らかに異常なことです。こうして起こる病気を自己免疫疾患と呼びます。つまり、自己免疫疾患では全身のあらゆる器官が攻撃対象となり、破壊されます。一部の糖尿病は膵臓が、バセドウ病や橋本病は甲状腺が、シェーグレン症候群では唾液腺が、それぞれ自己免疫の攻撃対象となった病気です。

特に、自己免疫疾患の中で皮膚、関節、血管などに炎症が起こるものを、古くから「膠原病」と総称しています。膠原病には、関節リウマチ（RAと略す）、種々の血管炎症候群、全身性エリテマトーデス（SLE）、強皮症、多発性筋炎（皮膚筋炎）、混合性結合組織病などがあり、類縁疾患として、ベーチェット病、成人スティル（Still）病、リウマチ性多発筋痛症、再発性多発軟骨炎などがあります。一人の人にこれらの病気の二つ以上が重なって起こる「重複症候群」もしばしば見られます。

膠原病に共通する特徴はいくつかあります。まず、ほとんどが発熱を伴う炎症であり、全身のさまざまな臓器が冒されます。皮膚や関節の病気であっても、ほとんどの場合、肺や腎臓が障害を起こします。また、経過中に自然に改善したり悪化したりする波を慢性的に繰り返しますので、治療に手こずることがよくあります。

遺伝することが多いことや、圧倒的に女性に多いことなども大きな特徴です。

なお、免疫の異常には、以上のような過敏状態ばかりではありません。エイズ（後天性免疫不全症候群）など免疫が低下するものもありますが、ここでは割愛します。

図9-1　免疫異常と病気

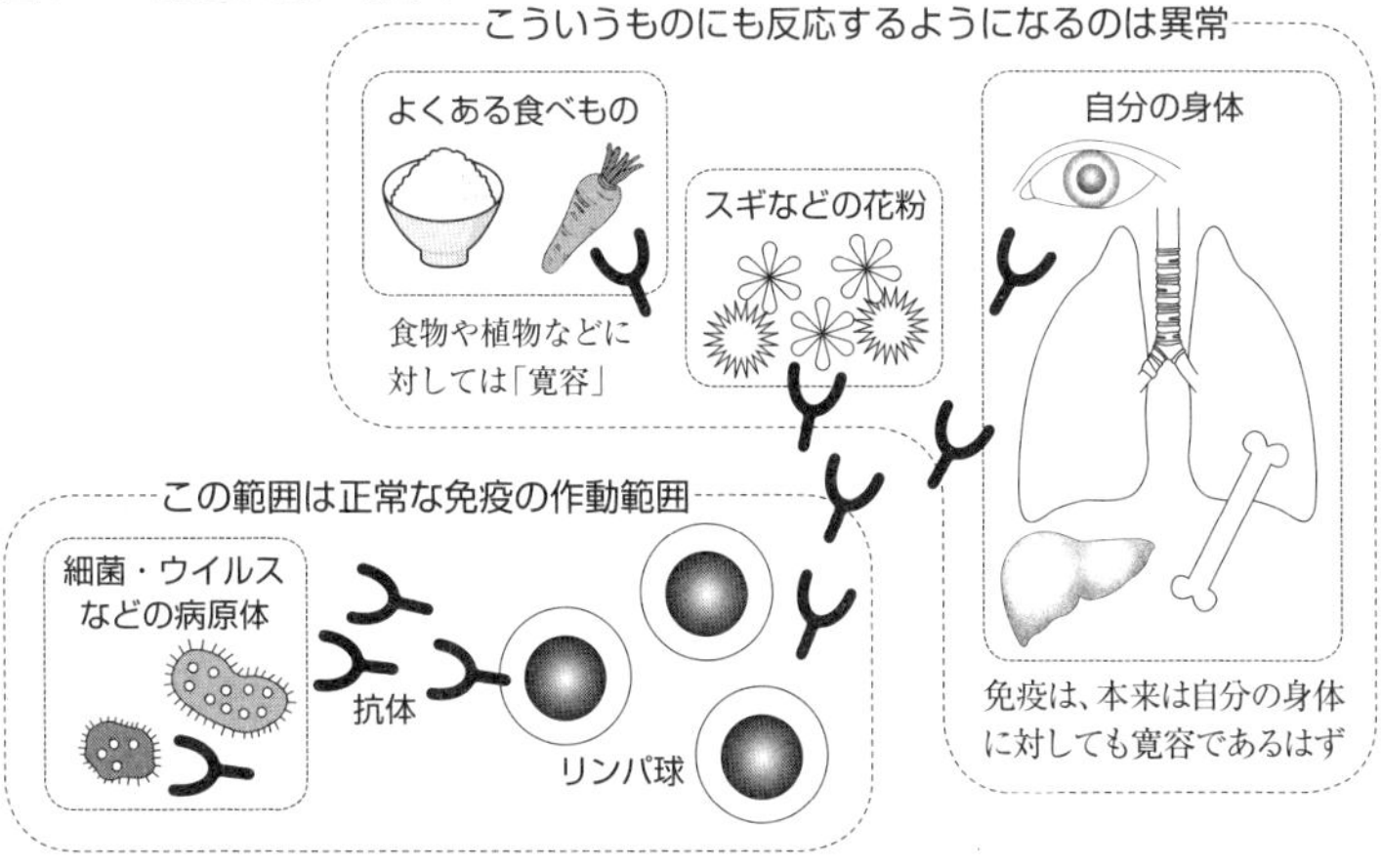

- 免疫は、「自分ではない」ものを認識して排除する
- 免疫は、私たちの身体をウイルスや細菌などの病原体から守ってくれる

膠原病の診断

それぞれの膠原病について、診断基準が設けられていますが、ある膠原病を確定診断できるような方法はありません。いくつかの症状、検査結果を合わせて総合的に診断するのが普通です。

症状では、先にも書いたように発熱が最も多いものです。微熱から高熱までさまざまで、のどの痛みや咳、悪寒などの感染症を疑うような症状がなく、原因不明の熱が三週間以上持続する場合にも、膠原病の可能性があります。この他、原因不明の体重減少、疲労感、全身のだるさ、関節や筋肉の痛みなどがよく見られます。かゆみのない発疹もよく見られます。この他にも、寒いところで手の指の色が突然白っぽくなるレイノー現象もよく見られます。

検査では、自己の身体の一部に結合して攻撃する「自己抗体」が検出されることが大きな特徴です。たとえば、RAの患者では、関節の滑膜と呼ばれる部分に対する抗体（抗CCP抗体）や、SLEの患者ではDNAに対する抗体（抗二本鎖DNA抗体）が、それぞれ血液中に検出されるのが特徴で、このような自己抗体が各膠原病の診断に大いに役立っています。このあたりの研究は大変精力的に行われており、毎年のように新しい診断方法が発表されています。

しかし、RAならば必ず抗CCP抗体が検出されるわけでもなく、抗CCP抗体が検出されれば絶対に間違いなくRAだというわけでもなく、これらの検査だけで一〇〇％診断がつくのではありません。先にも述べたように、必ず総合的な判断が必要です。

膠原病の一般的な治療

膠原病の中で最も患者の多いRAでは、関節・骨の破壊が進み、生活に大きく支障をきたすほか、膠原病では全般に血管が冒され、肺や腎に障害を起こして命に関わることもありますので、積極的に治療しなければなりません。

膠原病の研究は非常に盛んに行われています。理想的な治療は、自己免疫を解除する＝自己に対し寛容に持っていく、すなわち自己抗体をつくらないようにさせることですが、現時点では理想にすぎません。多くの場合、免疫抑制剤で自己免疫の働きを鈍らせることが行われています。昔から用いられているステロイド剤も、いまだに現役の治療薬です。ステロイドは強い抗炎症作用＋免疫抑制作用があるので、膠原病の種類にかかわらず用いることができますが、アトピー性皮膚炎のところで解説したように、強い全身性の副作用があります。ステロイドは諸刃の剣というのはこういうことです。膠原病の治療は長期にわたり、ステロイドの使用量もアトピー性皮膚炎や気管支喘息よりも多くなりますので、糖尿病、胃潰瘍、骨粗鬆症などの副作用は必ず起こるものと考え、積極的にこれらの予防や治療も行われます。

また、先に述べたように各種の免疫抑制剤が用いられますが、これも本来の免疫の作用を落としてしまうので、細菌やウイルスに感染しやすくなり、がんの発生を助長することもあります。最近では、炎症という一連のプロセスに参加する蛋白質に結合することで、この働きを止める抗体（生物製剤）が製造されており、注射薬として用いられています。ただし、すべての膠原病の患者さんに用いることができるわけでもなく、非常に高価で、安全性もまだ確立されているとはいえず、一般的な治療ではありません。

このような膠着状態を改善するために、漢方薬も使用されることがあります。

症例1 RA

三二歳女性。二七歳から、朝に手のこわばりを感じるようになり、微熱や手の関節の痛みが出てきたために近所の内科を受診したところ、RAではないかといわれ、某大学病院を紹介されました。そこでも血液検査やレントゲン検査でRAと診断され、さまざまな抗リウマチ剤を処方されましたが、発疹や吐き気などが出現したためいずれも使用できず、結局はステロイド剤（プレドニゾロン）の内服を続けています。幸いなことに、現在は低用量（五～七mgほど）で維持されているため、ステロイドによる大きな全身性の副作用は起こっていないようですが、血液検査で炎症の程度を表すCRPが一～二の間で推移し（正常値〇・三以下）、なかなか減らすことができません。そこで、漢方治療を試してみようと思い、私の外来を受診されました。

この方は、身長一六二センチ、体重六〇キロで、ぽっちゃりした色白の方です。腰～下半身の冷えが強いとのことです。食欲は普通でした。生理（月経）周期が三五日前後と長めです。月経痛はさほどありません。手のこわばりがときどき朝にある程度で、関節の腫れや痛みはほとんどなく、よくステロイドが効いているような印象がありましたが、このときの血液検査で、CRPは二・五二、RAの程度を表すMMP-3（マトリックスメタロプロテアーゼ-3）という項目が三二六（正常値六〇以下）と高かったので、ステロイドの増量が必要なのではと提案しました。すると、

「ステロイドは、本当はもう飲みたくないのです、大学病院でも長時間待たされるし……漢方だけで何

とかなりませんか」

というのです。私は、

「気持ちはわかりますが、病気の性質上、漢方だけに頼るのは危険すぎますよ。もし何かあっても責任取れませんよ」

と返事をしました。すると、

「じゃあ、先生のところでステロイド治療もしてもらえますか」

というのです。結局、主治医とウマが合わないこともあってしばらくは大学病院に通っておらず、近所の医師にステロイドをいい加減に処方されていることがわかりました。私は、不適切・不十分な治療のためにRAが進行した場合に起こる、腎障害や肺炎などについてかいつまんで説明しました。そこで私は、

①漢方治療中もステロイドを続けること

②私の手に負えない場合、リウマチ専門医を紹介するので、そこで治療を受けること

を条件に漢方治療を引き受けることにしました。

ここで、プレドニゾロン七mgを一日の服用量とし、漢方治療を開始しました。

症例1を漢方的にみるとこうなる

ステロイド剤が投与されているため、本来の病気の姿が修飾されていますが、舌が暗赤色で舌下静脈

が怒張していること、舌が全般にむくみを起こし歯痕がみられること、脈は沈・細・渋であることなどから、瘀血と水毒があると判断しました。これに、本来のRAの姿である関節の炎症とそれによる疼痛がありますので、これは漢方的には熱証であり、かつ瘀血などによる気滞証と考えました。効果を十分に出すために、本人の希望も取り入れて煎じ薬で治療を開始しました。

柴胡〈三g〉、黄芩〈三g〉、人参〈四g〉、半夏〈六g〉、陳皮〈三g〉、当帰〈三g〉、芍薬〈四g〉、川芎〈二g〉、牡丹皮〈三g〉、茯苓〈四g〉、猪苓〈四g〉、沢瀉〈四g〉、白朮〈三g〉、大棗〈四g〉、生姜〈一g〉、麻黄〈二g〉、甘草〈一・五g〉

症例1の治療経過

服用開始後一か月の時点でCRPは二・五二から一・五二へ、二か月後には〇・三八とほぼ正常になりました。ステロイドをどんどん減らしていき、一〇か月後にはCRP〇・四四、ステロイドは二・五mgになりました。結局、漢方を併用して一年四か月後に、経過良好につきステロイド治療をいったん中止し、漢方のみとしました。そのときの処方は次の通りです。

柴胡〈五g〉、黄芩〈二g〉、人参〈三g〉、薏苡仁〈六g〉、陳皮〈二g〉、芍薬〈四g〉、牡丹皮〈三g〉、沢瀉〈二g〉、茯苓〈四g〉、白朮〈三g〉、大棗〈四g〉、生姜〈一g〉、甘草〈一g〉

これでCRPも正常化したままですし、もちろん症状はありませんでしたので、漢方を増減しながら治療を続け、初診から二年三か月後に終了しました。その後の受診はありません。

症例1の漢方治療のまとめ

ステロイドと漢方を合わせてRAの治療を行ったケースです。何よりきちんとステロイドを服用したことがよかったのだと思いますが、この方には漢方も劇的に効果があったと考えてよさそうです。

漢方薬にはステロイドを節約できる効果があるといわれています。つまり、通常より少ない量のステロイドでも効果を保つことができるようにするのです。私たちは「漢方薬のステロイド節減効果」と呼んでいますが、さまざまな研究の結果、これに優れているのが柴苓湯《さいれいとう》だといわれています。

実は私が最初に組んだ処方は柴苓湯の加減方で、瘀血を解除して水毒を改善する当帰芍薬散《とうきしゃくやくさん》を加えて基本骨格とし、これに水毒の除去を強化する目的で猪苓を、瘀血を取り炎症を抑える作用を強化する牡丹皮を、気を流す作用を強化する陳皮、麻黄を、それぞれ加えたものです。柴胡には抗炎症作用のほかに免疫調節作用が知られていますので、ステロイドを減らす場合にはRAの反動が来ないよう、柴胡を五gないし八gに増やしてしのぎました。これも成功の鍵だったと思います。また、免疫賦活作用とともに水の代謝をよくする作用を持つ薏苡仁を、ステロイドを切った時点で加えました。

実を申しますと、私のRAの患者さんで、ステロイドを終了（しかもこんなに短期間に）できたのはこの方だけです。しかし、多くのRAの患者さんがステロイドの減量には成功しています。

症例2　バセドウ病

二三歳女性。一八歳のときにバセドウ病（甲状腺機能亢進症のひとつ）を発症しました。食べても体重が減る、異常に疲れる、汗をかきやすい、といった典型的な症状が出ていたそうです。血液検査で甲状腺の機能亢進が見つかり、内分泌内科で内服薬による治療を続け、数か月で甲状腺の機能は安定してきましたが、この病気の特徴である眼球の突出が徐々に目立ってきました。就寝中に瞼が閉じきれずに開いているのか、朝起きたときは眼が乾いていて、痛いこともあるといいます。点眼薬を使用していましたが、主治医には、

「これで不十分であれば手術か放射線治療しかない」

といわれ、悩んだあげく、私の外来へ漢方治療を受けに来られました。

バセドウ病とはどんな病気か

甲状腺刺激ホルモン（ＴＳＨ）は、脳にある下垂体という小さな器管から分泌され、くびにある甲状腺を刺激し、甲状腺ホルモンを分泌させる働きがあります。血液中に出た甲状腺ホルモンは全身にいきわたり新陳代謝を促しますが、少ないと代謝が悪くなり、多すぎると過剰代謝となってしまいますので、適切な分泌となるように脳下垂体と甲状腺の間で調節されています。

さて、膠原病のところでみたように、自己免疫疾患の患者さんの体内には、本来存在しないはずの自己抗体ができてしまっています。自己抗体が自分の身体の一部を攻撃するのです。バセドウ病では、甲状腺刺激ホルモン（ＴＳＨ）受容体に結合する自己抗体（ＴＲＡｂ）が異常に産生されます。その結果、

TRAbはTSHの代わりに甲状腺刺激ホルモン受容体に結合し、これによって甲状腺は刺激され続け、甲状腺ホルモンがどんどん過剰分泌されますので、代謝過剰になり、やたらとエネルギーが消耗されます。だから、異常に汗をかいたり、動悸がしたり、いくら食べても脂肪が燃えるので太らず、疲れやすくなるのです。

バセドウ病の理想的な治療とは、体内からTRAbをなくすことになりますが、ほかの自己免疫疾患と同様、至難のことです。通常は、分泌される甲状腺ホルモンの量を適正量に保ちさえすれば症状は治まるわけですから、甲状腺ホルモン産生を抑制する薬（抗甲状腺剤）が用いられます。これでもホルモン量がコントロールできない場合、甲状腺を部分的に切除したり、放射線で焼いたりすることで、甲状腺ホルモンの分泌量を減らす治療、いわば「ホルモン工場」を縮小させる治療が行われます。

図9-2　下垂体—甲状腺とバセドウ病——眼突のしくみ

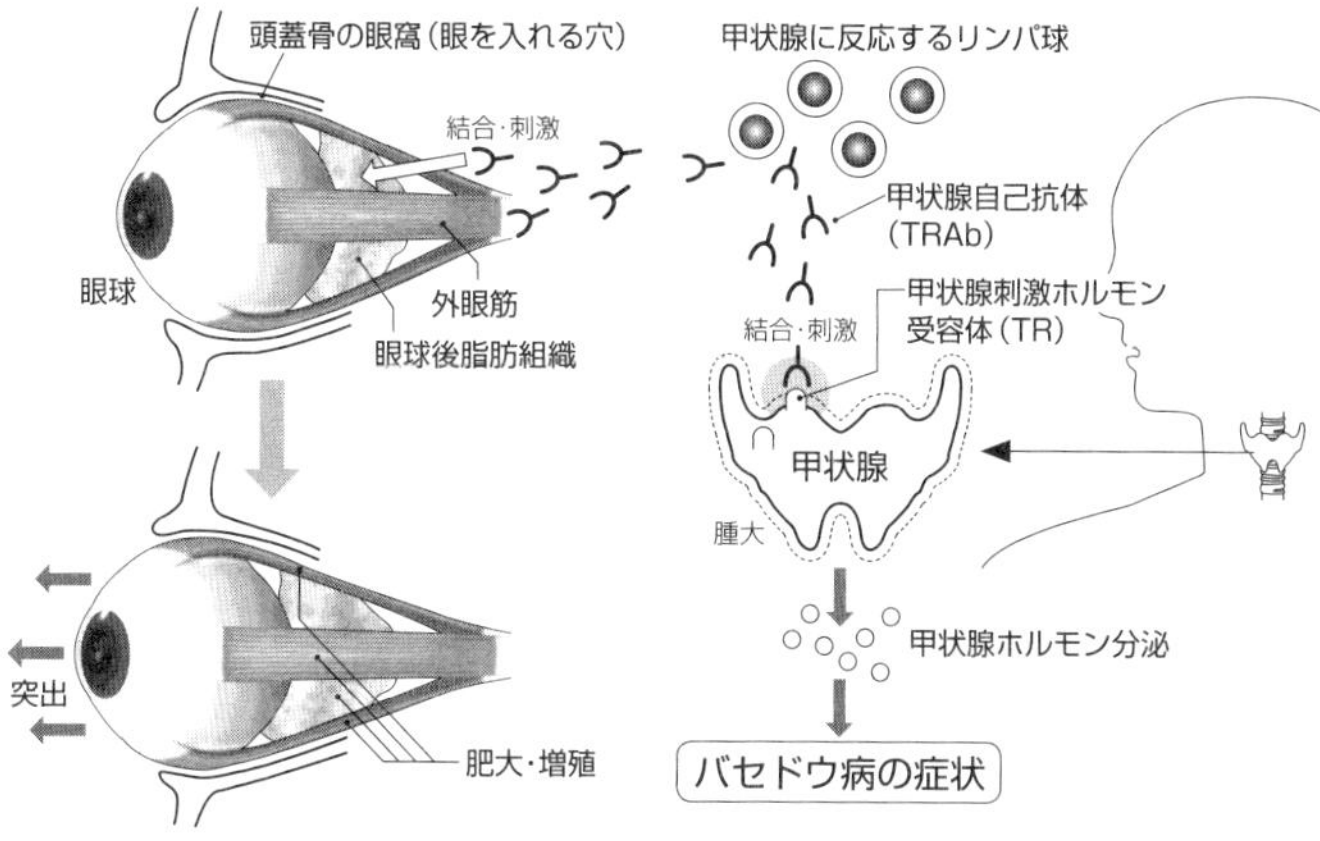

バセドウ病による眼症状（バセドウ眼症）

このTRAbは、甲状腺以外にも、眼の奥にある脂肪組織や、眼を動かす眼筋にも結合してこれを刺激します。その結果、眼筋が肥大し眼の奥の脂肪組織が増殖するのですが、眼窩（頭蓋骨にある、眼球が入っている穴）は大きくなれませんから、眼球が眼筋や脂肪に押し出されてくるのです。ひどくなると、眼を閉じられなくなり、眼球が乾いてきます。さらには角膜の炎症を起こす場合があります。また、見栄えの面でもよくありません。

TRAbは、抗甲状腺剤によるバセドウ病の治療中に自然に減ってくることもありますが、本来は甲状腺の働きに左右されるたぐいのものではないので、意図的に減らすことができません。したがって、バセドウ眼症そのものの治療法としては、攻撃対象の脂肪組織や眼筋を切除するか、放射線で焼いて縮めるしか方法がないのです。

症例2の漢方治療の実際

この方は、身長一六四センチ、体重五五キロ、ほかに特に病気もなく、抗甲状腺剤を飲んでいることと、眼球が突出気味であること以外はまったく異常を認めません。舌もきれいな淡紅色で、舌下静脈も普通、脈も浮緩で、腹診でも異常を認めません。甲状腺ホルモンは正常に保たれていますが、TRAbの値は六七％（正常値一五％以下）と非常に高い値です。

また、バセドウ眼症のメカニズムが現代医学的にここまで明らかになっているので、漢方的な証の個人差が果たしてどれだけ意味があるのか、漢方的な薬効に従うことがどれほど重要なのか、私は非常に悩みました。そこで、漢方薬の持つ現代医学的な薬理に着目して、治療を開始することにしました。

バセドウ病、バセドウ眼症とはいえ、結局は余計な自己抗体がその本質ですから、この自己抗体を減らすという作業さえできれば治ることになります。そのような作用を持つ漢方薬を使えばよいわけです。ただし、現代医学でも不可能な、こういうことが漢方にできるでしょうか。希望はほとんどなさそうです。

そこで思い出したのが、生薬の柴胡です。ＲＡのところでも触れましたが、柴胡には免疫調整作用があると以前からいわれています。調整とはまことに都合のよい言葉ですが、では、何をどう調整しているのでしょうか。

柴胡にはサイコサポニンという物質が含まれています。サイコサポニンには数種類あり、サイコサポニン-aや-dなどは免疫を司る細胞の働きを抑え、抗体の産生を抑える作用を持っています。実際にはこれら以外のサイコサポニン、あるいはほかの生薬（人参など）に含まれるサポニンも複雑に絡み合って、自己抗体の産生をどうやら調節していそうだということが最近わかっています。

実は、私はその一〇年ほど前に、高血圧の方を**柴胡《さいこ》加竜骨牡蛎湯《かりゅうこつぼれいとう》**という漢方薬で治療したことがありました。この方はバセドウ病もお持ちで、眼球突出はなかったのですが、自己抗体の数値がどんどん下がり、正常化したことを思い出しました。そこで、本症例でもこの処方を使うことにしました。漢方的な証は、よほどはずれていないかどうかだけを確認するにとどめましたが、使っても差し支えなさそうだと判断しました。

症例2の治療経過

TRAbの値を追ってみます。治療開始時に六七％ありましたが、五か月後に四八％、八か月後に三一％とグングン低下してきました。甲状腺ホルモンはこの間正常に保たれていました。ところが眼球突出のほうはさほど変わりません。MRIも撮りましたが、眼球後部の脂肪組織の量が多いようです。

ここで、MRIの結果を「望診」しました。脂肪が多いならば脂肪を減らそう、という考えに至りました。生薬の麻黄にこの作用がありますが、新陳代謝を上げて脂肪の燃焼を行うイメージです。次のように煎じ処方で組みました。

柴胡〈七g〉、黄芩〈二g〉、半夏〈六g〉、陳皮〈三g〉、貝母〈二g〉、人参〈四g〉、茯苓〈四g〉、大棗〈四g〉、生姜〈二g〉、竜骨〈三g〉、牡蛎〈三g〉、滑石〈二g〉、桂枝〈二g〉、麻黄〈三g〉、石膏〈六g〉

柴胡加竜骨牡蛎湯に、脂肪の燃焼を行う麻黄、石膏、滑石を少量ずつ加え、「痰」を取り除く陳皮、貝母を加えた処方です。柴胡もエキスに比べて増量しました。なお、バセドウ病がそもそも新陳代謝亢進状態であり、少量とはいえ麻黄がこれを悪化させる可能性もあったので、特に漢方治療開始後二週間ほどは気が抜けませんでした。

これでＴＲＡｂは一年九か月目に二四％、ちょうど二年後に三三％、二年二か月後に二六％、二年五か月後に二七％と若干低下してきました。数値はともかく、ご本人が驚いたのは、朝の眼の乾燥がなくなったことです。煎じ処方を飲みはじめて一か月ほどで実感があり、半年ほどで眼の突出が減ったように思いました。

以後も治療中ですが、ＴＲＡｂは二〇％台をキープし、眼の突出はほとんど感じません。

症例2の漢方治療のまとめ

漢方薬の持つ、現代医学的な薬理作用に基づいて処方を組み立て、バセドウ眼症をコントロールできた症例です。残念ながら、最終目標のＴＲＡｂの消失には至りませんでしたが、ＴＲＡｂが〝存在しても悪さをしない〟程度にまで持っていけたことで眼の症状が改善したのですから、現段階ではよしとすべきかと思っています。また、長い間煎じを欠かさず続けた患者さんの気力、忍耐力こそ病気を治す原動力となったことは間違いないでしょう。

この症例はうまくいったほうです。この他にも前後してバセドウ眼症の方を数多く診ていますが、満足できるレベルに至った方ばかりではありません。効果がない方、あるいは途中で漢方治療を止めてしまう方も多く、まだまだ検討を要すると思っています。

また、バセドウ病そのものを漢方だけで治してほしいと来られる方がときどきおられますが、現時点では無茶な相談です。あくまでも現代医学で病気をコントロールしつつ治し、足りないところがあった場合に漢方で補うようにしなければ、ほかの病気と同様に危険です。

第一〇章　難治性うつ病

どの科の医師も、うつ病の患者さんに遭遇する機会は多いと思います。実際にうつ病は、このストレス社会において国民の数%がかかるという報告もあり、非常にメジャーな病気のひとつとなっています。ほかの病気のように、最初から明らかな症状を呈している場合はまだよいのですが、心の病気であるにもかかわらずさまざまな身体症状という形で現れることも多く、患者さんは最初に精神科以外の科を受診することが多いようです。

さて、うつ病の治療には抗うつ剤という画期的な治療法があるにはあるのですが、最近ではこれがなかなか効かない方も増えているようです。そこで、漢方治療の出番となることもあります。

うつ病とはどんな病気か

うつ病は、気分がとても落ち込んだり（抑うつ気分）、以前興味のあったものにも興味を失ったり（興味や喜びの喪失）する気分障害のひとつです。単にうつ気分になることは誰にでもよくあります。うつ病との違いはどこかというと、うつ病では何週間も続き、つらくてたまらず、生活に支障が出るところです。

典型的なうつ病は、退職・失業、離婚、引っ越しなど、それまでに持っていたものを失ったとき、いわゆる「喪失体験」というストレスを受けたあとに発症することが多いようですが、入学、入社、結婚、転勤（昇進）などの喜ばしい出来事によっても発症することが少なくありません。性別では女性に、年齢別には若年と中高年に多くなっています。性格的に几帳面・まじめで融通の利きにくい人がかかりやすい傾向にあります。

症状は、億劫で何もやる気がしない、外出したり人に会いたいと思わなくなる、集中力がなくなる、思考力が低下し考えがまとまらず堂々めぐりする、できなくなったことに対して焦燥感が強い、などの精神的なもののほか、疲れやすくなる、だるい、食欲がなくなる、ものを食べてもおいしいと思わない、寝つきが悪く早朝に目覚める、身体が痛む、などの身体症状も出てきます。

職場や学校などでは、ミスが増え、遅刻や欠勤・欠席が目立つようになるほか、まわりの人とのつきあいを避けるようになるなどの兆候が見られます。

何よりうつ病に特徴的なのは、強い自責の念にかられ、自分は生きている価値がないと感じ、「自分なんかいないほうがよい」「死んでしまいたい」などと思ってしまうところです。実際に自殺を図ることが少なくありません。これは大きな社会問題にもなっています。

うつ病とは本来こうした病気なので、きちんとした治療が必要です。

うつ病の診断と治療

うつ病には上記のような特徴的な症状があるため、慣れた医師には診断はそれほど難しくはありません。血液検査やレントゲン検査などのいわゆる身体の検査では診断できませんが、代わりに精神心理学的な質問票がよく用いられます。うつの度合いをある程度数値化できるものです。

ただし、似たような精神状態をきたす病気は、うつ病以外の精神の病気にもいくつもあり、また甲状腺機能低下症や副腎皮質機能低下症、がんなどの身体の病気でもうつ症状は現れます。したがって、うつ病と診断する前に、これらの病気を除外しておくことは必要です。

治療は、まず十分な休息を取らせることです。場合によっては休職、休学などの処置が必要です。その上で、種々の抗うつ剤が用いられます。昔からあり効果の強い三環系抗うつ剤や、近年用いられるようになった副作用の比較的弱い選択的セロトニン再取り込み阻害剤（ＳＳＲＩ）、セロトニン・ノルアドレナリン再取り込み阻害剤（ＳＮＲＩ）などがよく用いられます。ただし、抗うつ剤の効果が出てくるまでに数週間かかること、自己判断による中断や減量によって一気に症状が悪化することなどがよく問題となり、精神科医の指示をきちんと守って服用することが大事です。この他、抗不安薬、睡眠導入剤なども補助的に使われますし、薬以外には電気けいれん療法や精神療法（カウンセリング、認知行動療法）なども用いられます。

うつ病では、発病直後と回復期に特に注意が必要といいます。この時期に事故が多いものです。家族や職場が温かく見守ることが重要で、気晴らしと称して旅行に連れ出したり、中途半端に励ましたりすることは逆効果であることもよく知られています。

症例1

二八歳女性。二五歳で医師になり、大学病院で研修を開始、ほぼ同時に結婚もし、仕事と家庭の両立を図ったのですが、持ち前の真面目さが裏目に出て疲れはて、約一年後から欠勤が目立つようになり、同じ病院の精神科にてうつ病の診断を受けました。三か月間の休暇が認められ、抗うつ剤を処方されていましたが、夫および夫方の義父母の理解が得られず、通院もおろそかになってさらにうつ症状が悪化し、とうとう自殺を図りましたが、たまたま発見されて何とか未遂に終わりました。

その後、精神科に入退院を繰り返し、家族の理解も徐々に得られてきて、抗うつ剤をきちんと飲み続けて何とか社会復帰はできましたが、午前中はまだ調子が悪く、抗うつ剤の影響でぼうっとすることも多いので、比較的楽な病院で午後だけの勤務を週三回だけこなしている状態です。たまたま勤務先で漢方薬(補中益気湯《ほちゅうえっきとう》)を服用してみたところ、調子がよさそうに感じたので、本格的に漢方治療をやってみようと、ある秋の日に私の外来を受診しました。

この方は、身長一五六センチ、体重四四キロと華奢な体格でしたが、各種健康診断で異常を指摘されたことはなく、基本的には身体は健康でした。しかし月経(生理)周期が四〇~六〇日前後と長めで不規則です。月経痛は強く、鎮痛剤を使うことが多いそうです。便秘しやすいので、下剤もほぼ常用しています。

症例1を漢方的にみるとこうなる

舌は白い苔が分厚く、歯痕もついています。脈は虚弱でほとんど触れません。典型的な気虚の所見です。抗うつ剤や睡眠導入剤、便秘薬などで症状は修飾されていますが、気虚ははっきりと現れています。したがって、補気が治療の基本となります。

また、腹診ではへその両側に圧痛点を認め、へその上に動悸を触れることから、舌の所見と合わせて水毒と瘀血もあると判断し、利水と活血も治療に加えることにしました。

このようにして選んだのは、**補中益気湯**＋**当《とう》帰《き》芍《しゃく》薬《やく》散《さん》**でした。補中益気湯はすでに服用して効果が出ていたのですが、気を補い、特に倦怠感や眠気の強い場合によい処方なので続けることにしました。当帰芍薬散は利水と活血作用を合わせ持つ処方です。

症例1の治療経過

これは大変大事なことですが、抗うつ剤を決して自己判断で止めないように釘を刺しておきました。先にも書いたように、うつ病は回復期に悪化しやすいものです。本人は「もういいかな」という気持ちがあり、また根が真面目ですから、「いつまでもこんな薬を飲んでいるわけにはいかない、早く復帰しなければ」という気持ちが強いため、つい焦ってしまうのです。この方は医師でしたから、そのあたりの注意点はよくご存じでした。精神科にもきちんと通院されました。

結局、この方にはこの処方がぴったり合い、気分だけでなく身体の症状も軽くなりましたので、ずっとこの処方で治療しました。一年半経過後は抗うつ剤も不要になり、通常勤務ができるほどに回復しましたが、漢方薬は月経不順など体調も改善できるため、継続しています。

図10-1　補気＋理気のメカニズム

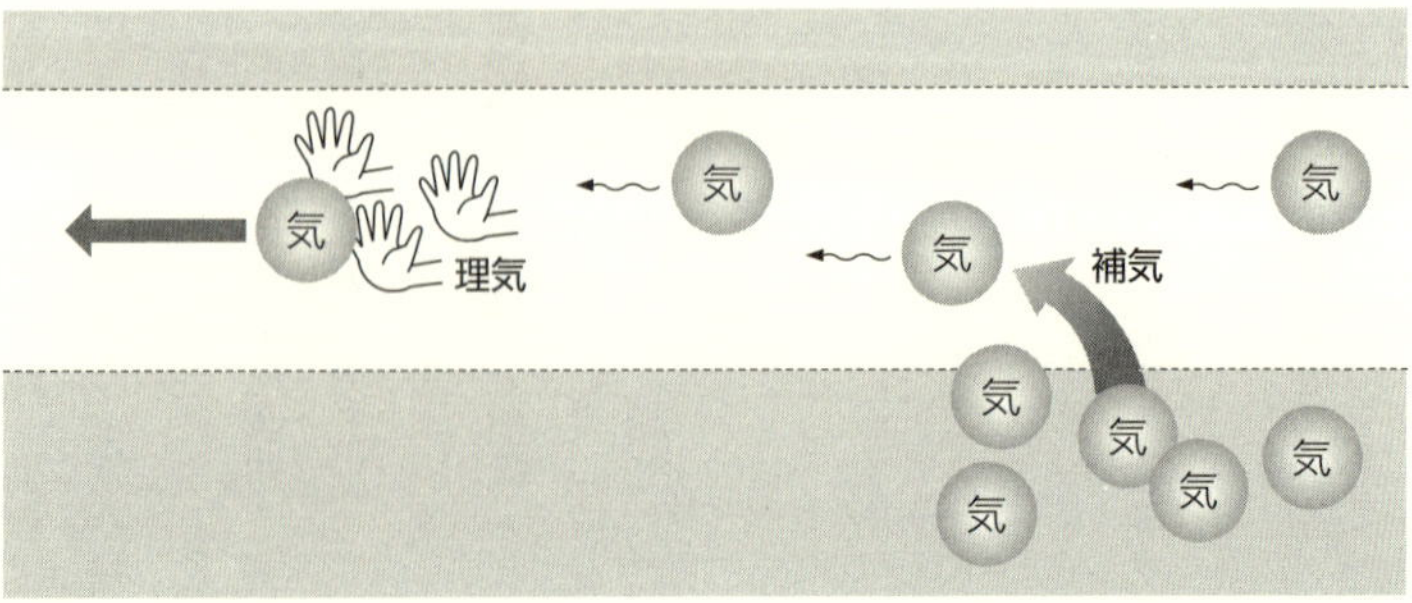

症例1の漢方治療のまとめ

本症例では、就職と同時に結婚もし、研修医という激務をこなしつつ、家庭では妻の役割を果たし、かなり大変だったことでしょう。うつを発症する原因が複数重なったのだと思われます。

私にも経験がありますが、駆け出しの医師は寝る時間もないほど多忙な時期があります。昼間は普通に働いて、夜はそのまま当直し、救急車で搬送されてくる患者さんや病棟で急変する方の処置をしたりして、ほとんど一睡もできないまま翌朝を迎えることもありました。そういう毎日をすごしていると、神経をすり減らします。漢方的にいうと気を消耗してしまうのです。

本症例は、補中益気湯による徹底した補気で治っていきました。治療期間を通じて、半日勤務という理想に近い職場に恵まれたこと、主治医だった精神科の先生も漢方に理解があり、非常に良好な医師―患者関係を築くことができたのもよかったかもしれません。焦らずにじっくり治すという本人および家族の気持ちの切り替えも、結果的によかったのだと思われます。

漢方薬の抗うつ作用について

実は私もこれについて動物実験を行っていたことがありますが、いろいろな漢方薬が抗うつ作用を持つことがわかっています。しかし結果的にいえば、抗うつ剤よりも強い抗うつ作用を持つ漢方薬は今のところありません。

実際の臨床では、漢方薬はときに素晴らしい抗うつ効果を発揮することもありますが、個人差も大きく、もしも効果に乏しい場合、患者さんは自殺を図って不幸な転帰をたどる可能性も少なくありませんので、私自身は漢方薬のみでうつ病の治療を行うことはありません。必ず精神科医のもとで抗うつ剤などによる治療を受けることを条件に、漢方治療を引き受けることにしています。

一般の抗うつ剤については、私は精神科医ではないので、うんぬんできるだけの知識を持ち合わせておらず、何とも申せませんが、少量から開始し、徐々に増やしていき、十分な量を使うべきとする意見が多数です。中途半端な量の薬では、結局治りが悪くなり、遷延《せんえん》してしまう可能性もあるといいます。次の症例はその典型例といってもよいでしょう。

症例2

四六歳女性。二六歳で結婚後、主婦業をこなしていました。妊娠、出産もしましたが、三〇歳のときにだるくて家事が何もできなくなり、朝も起きられなくなり、寝てばかりいて子どもの食事もつくらず、育児放棄のようになり、「自分は生きている価値がない」「死んでしまいたい」と口走るようになったため、心配した夫が近所の内科を受診させたところうつ病と診断され、抗うつ剤による治療を開始されました。しかし、少し改善すると抗うつ剤を自己判断で中止したそうです。その後、秋から冬になると悪化し、その都度その内科で抗うつ剤を処方してもらっていましたので、結局だらだらと改善したり悪化したりを繰り返していました。

ある年の四月、子どもの学校でＰＴＡの役員に不本意ながら当選してしまいました。もともと人づきあいが苦手なためもあってこれが苦痛の種となり、うつ症状が悪化し、学校への役員業務に参加できない、行こうとしても億劫で身体が動かない、などの症状が出て、ほかの役員の顰蹙《ひんしゅく》を買ってしまいました。これでさらに気分が落ち込んでしまい、何もやる気がせず、ほとんど家事がほったらかしになったため、夫がいつもの内科医を受診したところ、漢方治療をすすめられたということで、同年六月に私の外来へ受診されました。

症例2を漢方的にみるとこうなる

この方は、身長一五九センチ、体重六六キロとやや肥満気味で、眼光に力がなく、皮膚もかさついて、受け答えも緩慢なので、甲状腺機能低下症（橋本病）が隠れているのではないかと疑い、念のため血液検査を行いましたが、甲状腺の機能は正常でした。舌は白く分厚い苔がついています。脈は虚弱でほとんど触れません。典型的な気虚の所見です。

抗うつ剤をきちんと服用しているかどうかを確認したところ、「抗うつ剤を飲むと便秘になるし、太るから飲みたくない」というのです。確かに、抗うつ剤にはそのような副作用があります。しかし、きちんと治すためには抗うつ剤は欠かせない、これ抜きで漢方でやるべきではないと判断し、知人の精神科医を紹介することにしました。漢方治療は精神科の治療をみて適宜行うこととしました。

症例2の治療経過

その後、その精神科医の話では、やはりこれまでに使われていた抗うつ剤の量が不足していたらしく、十分な量を用いたところ、うつ症状はやがて軽快していきました。ともすれば通院をさぼりがちになるため、夫の協力を得て、必ず通院させ、服薬も徹底させたそうです。最近では自罰的な言動は鳴りを潜め、むしろ「自分がうつになったのは母親が悪い」と、他罰的な言動が目立ってきたそうです。また、副作用の便秘と過食（抗うつ剤による食欲の刺激）で体重は七〇キロを超えてしまいました。

翌年一一月に診察してみたところ、イライラが強く、人や物に当たることが多くなったといいます。舌は先端が紅色で、全体に暗赤色で、瘀血と肝鬱の所見と判断しました。そこで精神科の治療に加えて、肝鬱を取り排便を促す**柴胡《さいこ》加竜骨《かりゅうこつ》牡蛎湯《ぼれいとう》**と、活血の基本薬である**桂枝《けいし》茯苓丸《ぶくりょうがん》**を処方しました。なお、柴胡加竜骨牡蛎湯にはメーカーによって内容に差がありますので、ここでは便秘改善作用＋活血作用＋イライラを取る作用を合わせ持つ大黄の入ったものを用いました。

この処方を開始してから、イライラや不眠などの症状はずいぶん軽減され、便秘や肩こり、だるさなどの身体の症状も軽減してきたため、「抗うつ剤をやめたいので、先生から精神科のほうへ何とか言ってもらえないか」との希望がありました。私は、「漢方だけが効いているのではありません。抗うつ剤と合わせることで効いているので、これまで通り続けてください。今まで中断でずるずる来たんでしょう。ここいらできちんと治しましょうや」と何度か説得しました。

結局、精神科医のもとで根気よく治療を続け、併せてカウンセリングなども受け、一年後には抗うつ剤をついに手放すことができました。漢方薬も、柴胡加竜骨牡蛎湯と桂枝茯苓丸を寝る前だけ続けていますが、大きな問題はありません。大きな、と書いたのは、やはり気分の変調は残っているわけです。ただし、以前のように「何もできない」というところまで落ちることがなく、調子が悪いときは悪いなりに、漢方薬を朝晩二回に増やして、家事もペースを落としながら何とかこなせるようになったそうです。そういう意味では完治とはいえませんが、ほぼ普通に生活できるという点で本人は満足しています。

症例2の漢方治療のまとめ

本症例は、最初は気虚が目立っていましたが、精神科の治療で十分補気できたせいでしょうか、今度は気の流れが悪い気鬱症状が目立ってきました。そこで適宜気を流してやる必要を考え、特に肝気鬱結によい柴胡剤、なかでも重鎮安神《じゅうちんあんじん》作用を持つ牡蛎・竜骨を含むものを用いました（第七章を参照）。瘀血も見られましたので桂枝茯苓丸を加え、文字通り気血の流れをよくすることに努めました。結果として、抗うつ剤の十分な効果を漢方で引き出し、抗うつ剤の副作用を漢方で抑えるような形になりましたが、これでよいと思います。一般薬だけで、あるいは漢方薬だけで、と気負う必要はまったくありません。使えるものを適切に使う、これが大切です。

軽症のうつ病が増えている

以上の二例は、重いうつ病の方です。典型的なうつ病の所見が見られましたが、最近はそれほど重篤な症状がない軽症のうつ病が増えているといいます。軽症のうつ病は、何とか仕事などをこなせていて、一見わかりにくい場合もあります。重いうつ病が「大うつ病」と呼ばれるのに対し、「気分変調症」といわれることがあります。

軽症だから早く治るかというとそうでもなく、長引くこともまた多いようです。以前よりも精神科・心療内科の敷居が低くなったために受診しやすくなったこともあるでしょうが、最近では精神科以外でも抗うつ剤を処方する医師が増えているため、結果として不十分な治療になっていることもあるでしょう。甘やかされて育ち、精神的に弱くなっている人が多いからだという指摘もあります。

軽症のうつ病では、典型的なうつ病の症状である自殺傾向は薄く、むしろ「自分がうつになったのは他人のせい」だとする他罰的傾向が強いのも特徴だそうです。また、軽症だと思っていると重症のうつへ進む場合もあるといいます。

軽症・重症のいずれにせよ、私の考えでは、うつ病には漢方薬をファーストチョイスまたは単独で用いるべきではありません。まずは必ず精神科専門医のもとでしっかりと十分な精神科的治療を行い、それでも治らない場合にはじめて漢方を上乗せして使うべきだと思います。このことは、強調してもしすぎることはないと断言します。

うつ病で併用されるその他の漢方薬

気を流す（理気）柴胡加竜骨牡蛎湯のほかに、理気薬として香蘇散《こうそさん》または半夏厚朴湯《はんげこうぼくとう》などの漢方薬を用いることもあります。便秘がひどくない場合はこれらの薬も候補となるでしょう。気は、補うだけでなく適当に流す必要があるのです。

うつ病には身体のさまざまな症状を伴うこともありますから、活血剤をはじめ、さまざまな漢方薬が併用されます。

第一一章　認知症

認知症は、かつては老年性痴呆ともいわれていたように、初老期から老年期以降に見られる認知力の障害です。物忘れが激しく、生活に著しく支障をきたす病気です。高齢社会では認知症の方がどんどん増えつつあり、また画期的な治療法もないため、非常に大きな社会問題のひとつとなっています。

認知症をきたす病気にはいくつかありますが、最も多いのがアルツハイマー型認知症（アルツハイマー病）です。次に多いのは、脳の細い動脈に血栓などができて起こる脳血管型認知症です。

認知症と物忘れの違い

一般に認知症といえば、物忘れがひどくなった場合を指すのですが、特に短期的な記憶が障害されます。つい先ほど尋ねたことをまた尋ねるようになったり、先日会った人なのに、

「はじめまして」

と挨拶したりするようになった場合に短期記憶障害が疑われます。でも、これは単なる物忘れではないかと思われるかもしれません。誤りなどを指摘されて、

「ああ、そうだった！」

といえる（思える）場合は単なる物忘れですが、認知症の場合は忘れたということを忘れてしまうのです。逆に、相手に対して話の辻褄を合わせようとしたり、忘れたことを知られまいとして話をごまかそうとしたり、怒ったりする（易怒性）ことがよく見られます。

認知力には記憶力のほか、空間や時間のつながりを把握する力も含みます。したがって、認知症では

これらの部分にも認識異常が出て、よく知っているはずの道で迷ったり、服を正しく順番に着ることができなくなったりします。

アルツハイマー病とはどんな病気か

これは、脳の中心近くにあり短期記憶を担う「海馬」という部分の神経が、徐々に死んで数が減少していくために、結果として記憶が障害される病気です。なぜこのようなことが起こるのかは完全にわかっていませんが、アミロイドβという毒性のあるタンパクが異常につくられ、海馬にたまることで神経を障害するためだという説が有力です。こうして起こった神経変性は広がっていき、やがて大脳皮質などでも神経変性が起き、何年もかかって脳全体が萎縮していくのです。

症状としては、先のような認知障害以外に、探し物が見つからないときに他人に盗られたと思い込む「物盗られ妄想」というのが有名です。抑うつ状態になることもあります。また、昼夜逆転が見られ、特に夜間にうろうろと歩き回る徘徊行動もよく見られます。家の近くでも道に迷うくらいですから、ときに行方不明になり、事故に巻き込まれる危険性が高いので、眼が離せないものです。

アルツハイマー病の診断と治療

この病気にも決定的な検査はありません。先に述べたような症状があることが前提になりますが、脳のCTやMRIで海馬を中心とした萎縮が見られることが多いようです。また、ほかの病気との区別も重要です。認知症として次に多いのは脳血管障害によるものですが、これは原因がはっきりしており、脳の動脈が詰まって起こるものです。CTやMRIで確認できますし、脳卒中、脳梗塞に準じて診断・治療が行われます。その他にも認知症をきたす病気はいくつか知られており、そのような病気を除外して残ったのがアルツハイマー病です。

アルツハイマー病診断用に、いくつか問診形式の評価法があります。今日の日付をいわせたり、今いる場所、氏名や年齢等の確認、知っている野菜の名前をあげさせるなどのほか、簡単な計算テストからなっています。また、立方体の図を見本通りに描かせたり、時計で針が一〇時一〇分を指しているところを描かせたりすることで認知力を確認する方法もあります。

なお、正確な診断は、脳を解剖して顕微鏡で病理

図11-1　アルツハイマー病のメカニズム

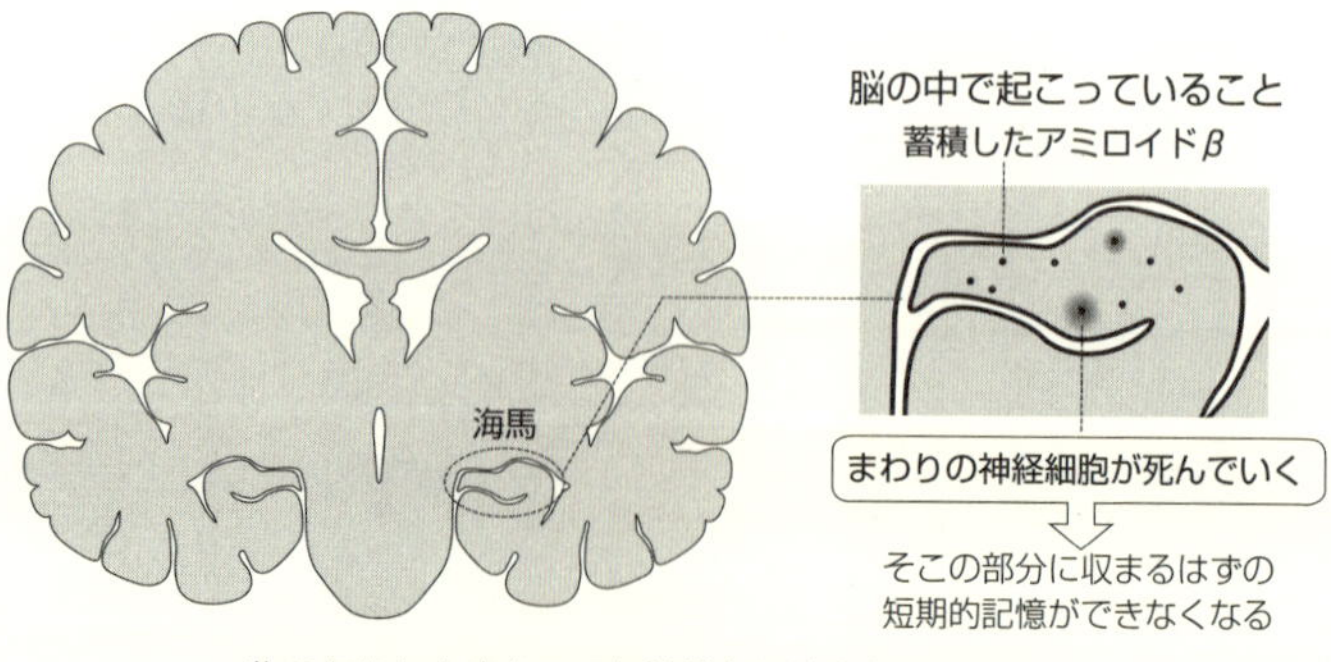
脳の中で起こっていること
蓄積したアミロイドβ
海馬
まわりの神経細胞が死んでいく
そこの部分に収まるはずの
短期的記憶ができなくなる

- 物のありかを忘れ、これは誰かに盗られたのだと思い込む「物盗られ妄想」
- 昼夜逆転し、夜間にうろうろと歩き回る徘徊
- 家の近くでも道に迷う
- 抑うつ状態
- さっき言ったことをまた聞く

組織検査をしなければ最終的にはわかりませんから、生前の診断は実は不可能だということになります。

治療にも決定的なものがありません。現在最もよく使われている塩酸ドネペジル（商品名、アリセプト）は認知力の低下する速度を抑えるもので、少なくとも一時的には症状がよくなりますが、認知力を完全に元に戻したり、病気を治癒させるような薬ではありません。それでも、世界中で用いられています。この他にも、多くの場合、物盗られ妄想や怒り、抑うつを改善するためにさまざまな向精神薬が対症療法的に用いられます。

症例1

八二歳男性。八〇歳を迎える少し前ごろから物忘れが出現し、自分で服が着られない、食事を食べたことを忘れてしまう、あるいは「家族が自分の財産を狙っている」などの妄想をきたすようになり、家族に付き添われて内科を受診しました。そこでアルツハイマー病だろうとの診断を受け、アリセプトを処方されました。いったんは症状が改善したように見えましたが、生活の昼夜逆転が見られ、夜中に徘徊するようになり、それを押しとどめようとする家族にも、

「おまえは誰だ！」

などと罵ってけんかになるなど、易怒性も激しく、介護する家族も振り回されてすっかり疲れ切ってしまいました。

もはや方法がなく、漢方治療でもやってみようかと、私の外来に来られました。

症例1を漢方的にみるとこうなる

この方は、身長一七七センチ、体重七五キロと立派な体格で、基本的には身体は健康でした。ただ、本人への問診の答えは要領を得ず、計算テスト中にはついに怒り出して、

「俺は帰る！」

といって席を立とうとするほどでしたので、基本的に家族へ病状を尋ねることにしました。

舌は苔が乾燥していて黄色く、舌下静脈が黒々と腫れあがっていました。脈は深くてしっかりと触れます。どろどろした「渋」の感覚です。腹診は嫌がるために苦労しましたが、硬くて膨満していました。家族によると便秘が強いそうです。

ここまでの診察でも、本人は怒鳴ったり暴言を吐いたりなどするため決して楽ではありませんでしたが、瘀血があることははっきりしましたので、一点突破で活血を図ることにしました。瘀血を改善し便秘を治す桃核承気湯《とうかくじょうきとう》を通常の三分の二の量で用いることにしました。

これは活血作用と瀉下作用を合わせ持つ処方です。要となる大黄がその両方を兼ね、牡丹皮・桃仁といった生薬が活血作用を（この二つは桂枝茯苓丸にも含まれます）、芒硝が瀉下作用を補助する処方です。したがって、瘀血＋便秘のある方にはどんな病気でも基本的に使用することができます。普通は、更年期障害や月経前緊張症などの女性によく使います。私はこれほど高齢の方に使った記憶はありませんでした。

症例1の治療経過

二週間後に再診してもらったのですが、初診時とはうって変わっておとなしく受診されました。意思疎通はまだ難しかったのですが、便秘が改善していました。ご家族に大変喜ばれたことに、暴れたり暴言を吐いたりすることが激減してきたというのです。徘徊も少し減ったようでした。そこで桃核承気湯を継続することにしました。以後、半年ほど治療を続けましたが、家族への攻撃性および徘徊はほとんどなくなりました。その後、入院されたとうかがいましたが、その時点で通院終了となりました。ただ、認知力に関しては、残念ながら改善したという印象はありませんでした。

症例1の漢方治療のまとめ

本症例では、瘀血を去ることが怒りっぽさや興奮性を改善したものと考えられます。便秘については、以前から一般の便秘薬を処方されたりしていたにもかかわらず、精神症状は改善していませんでした。大黄や桃仁については、精神安定作用が報告されています。まとめると、この二つが決定的な働きをしたものと考えられます。

認知力改善にはまったくといっていいほど効果がありませんでしたが、家族、もちろん本人も、ずいぶん楽にすごせるようになったのではないかと確信しました。

この後も、数名の認知症で瘀血+便秘の見られる方に、桃核承気湯を用いてみましたが、いずれも経過は良好でした。しかし残念ながら、この方法では認知力は改善していません。

症例2

七二歳女性。一人暮らしでしたが、七〇歳ごろから物忘れが出現していたようです。長らく海外に住んでいた娘さんは電話などのやりとりで何となくおかしいと気づいていたようですが、帰国して実家へ帰省した際に、異変を目の当たりにしました。娘さんの話では、家の中には買い物袋に入ったままのニンジンがあちこちに転がっており、食器は流しに山と積まれており、近くの医院から処方されていた薬も、薬袋に入ったまま手つかずの状態で洗面台の下や冷蔵庫の中などに置いてあったそうです。かかりつけの医院にかかったところ、

「どうりで血圧やコレステロールが下がらないはずです。おそらくアルツハイマー型の認知症でしょう」

と診断され、今まで飲んでいた高血圧、高脂血症などの薬にアリセプトを追加処方されました。しかし、あまり改善する気配がない上に、医院に、

「はじめまして」

といいながら入っていくようになったとのことです。娘さんが、アルツハイマー病には漢方薬の当帰芍薬散がよいという情報を仕入れ、主治医にその処方をお願いしたところ、やんわりと拒否されたというのです。そこで、漢方治療を希望して私の外来へ母親を連れて来られました。

症例2を漢方的にみるとこうなる

　この方は、身長一四四センチ、体重四〇キロと小柄な体格で、易怒性もなく、あるいは物盗られ妄想などもなく、若干うつ傾向は見られましたが、意思疎通は比較的良好でした。高血圧、高脂血症などがあり、主治医からは、アリセプトのほか、高脂血症治療薬、カルシウム拮抗薬、骨粗鬆症治療薬、便秘薬などが処方されていました。なお、質問票（長谷川式簡易スケール）では「軽度の認知症」という程度の点数が出ました。

　舌を診ると、歯の痕がつくほどむくんでいて、全体に暗赤で、舌下静脈は怒張して腫れていました。腹診ではへその横に圧痛がありました。気虚、瘀血、水毒はあるだろうと考え、**当《とう》帰《き》芍《しゃく》薬《やく》散《さん》**でもよさそうだなと思い、これを開始しました。

　ただ、私はこの方はアルツハイマー病ではなさそうな印象を持ちましたので、ほかの病気によって二次的に起こる認知症を考え、念のために血液検査を行いますと、コレステロールも高かったのですが、血小板数が一〇〇万（正常値は三五万まで。施設によって違う）と異常に高く出ました。血小板は血を凝固させる性質を持つのですが、これが多すぎると血が固まって血栓をつくりやすくなり、心臓の冠状動脈に詰まると心筋梗塞を、脳の細い動脈に詰まると小さな脳梗塞を起こします。この方もそうではないかと考え、精密検査が必要と判断し、近くの総合病院へ紹介しました。

現代医学的治療を優先

　そこでＭＲＩを撮ったところ、やはり脳には微小な脳梗塞がたくさん見られました。大きなものならば、手足の麻痺などを起こしますが、このように小さなものが多発する状態では目立った症状は起こしにくいものです。また、心電図検査にて、心臓にも動脈硬化による異変があり、無症候性心筋虚血の診断がつきました。心筋梗塞をも起こしかねない状態だったのです。

いずれも、もともとあったものが薬を飲まない期間が長くて広がってしまったのでしょうが、とにかく主な病名は本態性血小板血症というもので、血小板の異常増加と、それによる多発性の脳血栓症だと診断されました。血を固まりにくくして血栓を予防するアスピリンと、血小板の増加を抑える薬による治療がはじまりました。漢方薬はいったん打ち切りました。

その後、血小板数は順調に減少していき、四か月ほどで四五万くらいにまで下がり、ほぼ安定しましたが、細かい脳梗塞で死んでしまった脳の神経細胞は元に戻るわけではありません。

図11-2　微小脳梗塞のメカニズム

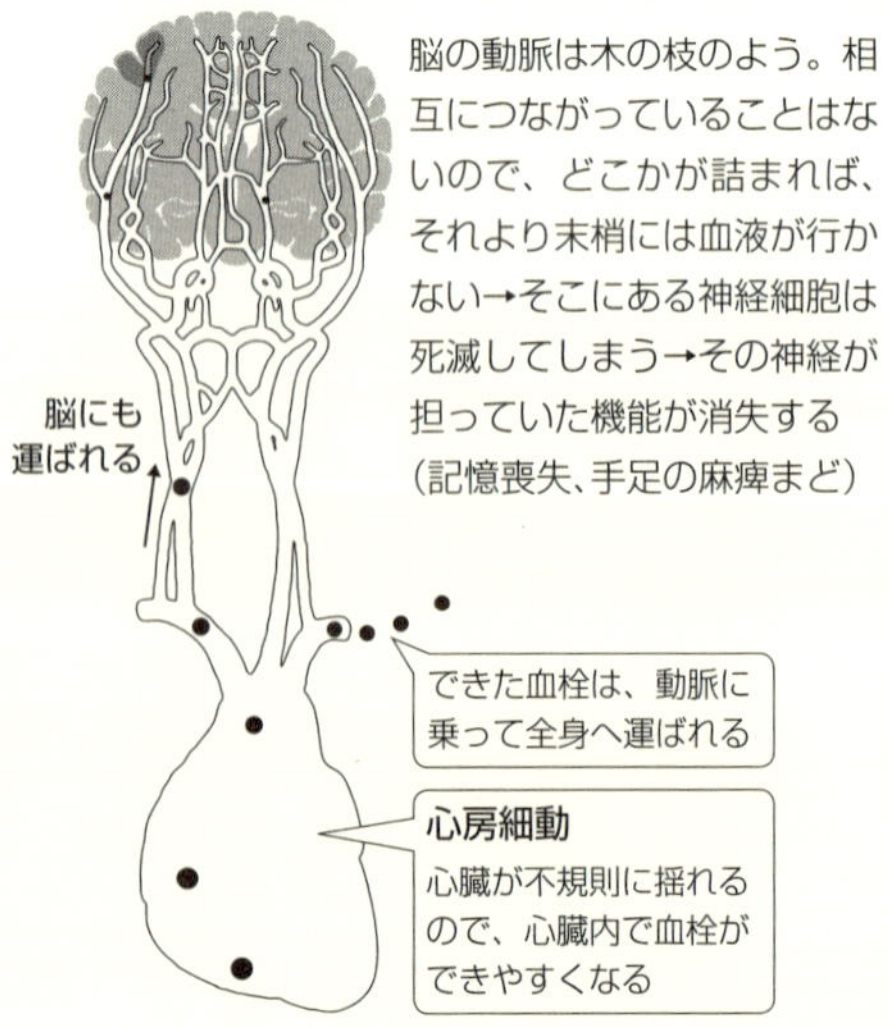
脳の動脈は木の枝のよう。相互につながっていることはないので、どこかが詰まれば、それより末梢には血液が行かない→そこにある神経細胞は死滅してしまう→その神経が担っていた機能が消失する
(記憶喪失、手足の麻痺など)
脳にも運ばれる
できた血栓は、動脈に乗って全身へ運ばれる
心房細動
心臓が不規則に揺れるので、心臓内で血栓ができやすくなる

漢方治療を再開

さて、この現代医学的な検査結果を漢方的に解釈するとどうなるでしょう。最初、私は気虚、瘀血、水毒の存在を疑いましたが、血小板増加および脳梗塞、心筋虚血の存在という現代医学的な所見が瘀血を裏づけました。したがって、漢方医学的にはやはり活血を必要とするはずです。ところが、当帰芍薬散（特にエキス）は活血力がそれほど強くありません。したがって、活血作用が強いものを処方することにしました。娘さんが毎日煎じてくれることになり、煎じ薬で次の処方を行いました。

> 当帰〈四g〉、芍薬〈四g〉、桃仁〈四g〉、牡丹皮〈四g〉、三棱*〈四g〉、人参〈四g〉、茯苓〈四g〉、白朮〈三g〉、大棗〈四g〉、生姜〈一g〉、甘草〈二g〉、桂皮〈三g〉、黄耆〈四g〉、遠志〈三g〉、石菖蒲*〈三g〉
>
> ただし*印は保険外。患者さんが薬局で購入して服用。

これは**人参養栄湯**《にんじんようえいとう》や**桂枝茯苓丸**《けいしぶくりょうがん》に近いものですが、さらに活血力を増したものです。当帰、芍薬、三棱、桃仁、牡丹皮が活血作用を持ち、人参、茯苓、白朮、大棗、生姜、甘草は補気を行う基本処方の**四**《し》**君子湯**《くんしとう》という処方になります。石菖蒲、遠志は脳血流を改善し、認知力改善に効果があるといわれています。人参と黄耆には補気と認知力改善の両方の作用があるといわれます。これを一日二回に分けて服用してもらいました。

漢方で認知力が戻った？

その後も、患者さんの状態を見ながら煎じ処方を微調整しながら続けていました。舌や脈の所見は日に日に改善していたのですが、認知力のほうはよくわからないままです。少なくとも進行しているようには見えませんでした。

私のところへも毎回、

「はじめまして、よろしくお願いします」

と挨拶とともに入ってこられ、娘さんも苦笑されていたのですが、治療をはじめて一年ほど経ったある日のこと、その挨拶が、

「こんにちは、お願いします」

となったことに気づきました。

私が、

「お正月はいかがでしたか」

と尋ねますと、

「今年は久しぶりに楽しいお正月でした」

という答えが返ってきました。一緒におせち料理をつくって食べたり、お孫さんとゲームなどをしたりして楽しくすごしたそうです。また、娘さんのすすめで一緒にコーラスグループに入ったそうで、生活に刺激が増え、楽しそうに笑うことが増えたといいます。

その後、脳の検査は行ってはいませんが、確実に認知力は改善しているものと思いました。

症例2の漢方治療のまとめ

本症例では、脳の瘀血、すなわち現代医学的にいえば脳梗塞による脳血流低下が原因で認知力に障害をきたしたのですが、現代医学的治療に漢方治療を加味して経過を追ってきました。結果的に認知力が改善し、少なくとも日常生活にはそれほど支障のないレベルにまでは戻りました。

本当に効いたものは何か

何が一番効いたのか、私にもよくわかりません。医学的には、血小板を直接減少させた現代医学の薬は欠かせないでしょう。血液内科の先生はそうおっしゃるでしょう。もちろん、私もそう思います。漢方の活血薬も何らかの効果があったのでしょう。身体の瘀血所見が改善したので、少なくとも何らかの好影響は与えているはずです。

医学に限らなければ、何よりも大きかったのは娘さんの支えでしょう。長年一人暮らしをしてきた母親に対して積極的に関わり、二人三脚で治療に通い、自分の手で毎日薬を煎じて飲ませてあげました。さらには地域の交流にも参加させ、刺激があり笑いのある毎日を送るようにしてあげた、こういうひとつひとつのことが、認知症を改善させたのは間違いありません。

さいごに

認知症は神経細胞の死であり、神経細胞は皮膚などと違って再生してこないから、認知症は結局治らないものと長い間思われていました。しかし現代科学では、神経は再生しないという命題はすでに否定され、現在は再生医療研究の一分野として注目を集めつつあります。

しかし、その研究がうまく結実し、実際の臨床に応用できるようになるまでにどのくらいかかるでしょうか。少なくとも、現時点で認知症で悩む方々には縁のない話でしょう。そうすると、何らかの手立ては持ち駒の中に求めなければなりません。何度も書いたように、漢方がそれにあたる可能性があります。

もちろん、漢方では治らないかもしれません。治らない可能性のほうが圧倒的に高いのですが、現在精力的に行われている最先端医学の成果を待て、というのでは、つまり指をくわえて待っていろというのに等しいものです。何とかしなければなりません。「何とかする」ことに少しでもお手伝いできれば、と思いつつ奮闘を続けようと思います。

第一二章　不定愁訴の漢方治療

不定愁訴とは

漢方でなくては治せないようなケースのうち、現代医学的にいくら検査をしても異常が認められず、それでいてどんどん悪化していくわけでもなく、命に別条のないものは不定愁訴《ふていしゅうそ》と呼ばれます。

不定愁訴では、現代医学では対症療法に終始せざるを得ないことが多く、痛ければ鎮痛剤、不安ならば抗不安薬などが処方される程度です。それでも症状が改善すればまだいいのですが、大概はほとんど変化がなく、病院でも適当にお茶を濁されて終わり、という場合が多いようです。もっとも、医師のほうでも、異常が見られないものは突っ込んだ治療のしようがないわけで、「患者さんの訴えを聞かされるばかりで、どうにも手の施しようがない」というのが実情でしょう。

実際に漢方外来を受診される患者さんで一番多いのは、不定愁訴に悩む方です。本章では、前著『はじめての漢方医学』との重複をなるべく避けながら、不定愁訴の漢方治療についてお話しします。

症例1　のどの感覚の異常

二六歳女性。三年ほど前からのど（のどぼとけのあたり）が詰まるように感じはじめ、ストレスがかかったときに強くなり、ひどいときは息苦しく感じるそうです。実際に飲食物が詰まるわけでもなく、病院で調べても異常はありません。ただ、不快感が続くのだそうです。

舌を診ると、胖大《はんだい》で歯痕がついており、脈は沈滑です。腹診ではへその上下に動悸を強く触れます。

このような方は、現代医学的には咽喉頭異常感症などと呼ばれますが、漢方では有名な病態で、「咽《いん》中炙臠《ちゅうしゃれん》」とか「梅核気《ばいかくき》」などと称されるものです。本などにはよく載っていますが、私も漢方をはじめたころ、実際にこのような方があまりにも多いことに驚いたものです。

文字通りのどに炙った肉でも張りついていたり、梅干しの種が詰まっているような、そんな異常な感覚があるのです。実際に閉塞しているわけではないので、漢方ではこれを気滞と解釈するのです。もう少し詳しくいうと、肝鬱による気滞です。したがって、このような場合には肝鬱を改善し気の流れをよくする処方を投与することになります。通常は半夏厚朴湯《はんげこうぼくとう》がよいでしょう。半数程度の方がこれで改善しているようです。

この患者さんは半夏厚朴湯で軽くなりましたが、私は胃によい茯苓飲《ぶくりょういん》を配合した茯苓飲合半夏厚朴《ぶくりょういんごうはんげこうぼく》湯《とう》を使うことが多いです。なぜなら、肝鬱の方は胃がやられている場合が多いからです（肝鬱脾虚というのでした）。

症例2　舌がピリピリする

四六歳女性。数か月前から舌、特に先端のほうがピリピリ、ときに針で突いたようにチクチクと痛むのが気になりました。ストレスが強いときに症状が悪化します。歯科で診てもらっても異常なく、漢方で治療してはどうかとすすめられたそうです。

このような方も多いものです。舌痛症《ぜっつうしょう》と呼ばれる病気です。ストレス絡みですので、これも肝鬱によるととらえます。前出の半夏厚朴湯に、精神安定作用の強い柴胡、黄芩などの生薬の入った柴朴湯《さいぼくとう》で改善しました。これも半数程度の患者さんに効果があるようです。ほかにも、肝鬱を解除する薬であれば効く可能性はあり、加味逍遙散《かみしょうようさん》、柴胡桂枝湯《さいこけいしとう》、柴胡加竜骨牡蛎湯《さいこかりゅうこつぼれいとう》、香蘇散《こうそさん》などもよく用いられます。

症例3　口の中がいつも苦い

四五歳男性。二年ほど前から朝起きたときに口が苦く感じるようになりました。胃が悪いのではないかと内科へ受診しても異常なく、胃薬をしばらく投与されても変化がありませんでした。歯科や耳鼻咽喉科を受診してもどこも異常がないといわれ、心療内科を受診するようにすすめられました。しかし一向に改善しません。

舌はやや紅、脈は異常ありません。漢方では小柴胡湯《しょうさいことう》を使う目標に「口苦く、のどが渇き、めまいがする」というのがあります。これを参考に小柴胡湯を開始しましたところ、口の苦いのは何とわずか一日で取れましたが、午睡のあとでも口の苦みは出ることがわかりました。つまり、口の苦みはどうやら慢性鼻炎（副鼻腔炎）の膿がのどへ流れ落ちてくるために起こっていることがわかり、小柴胡湯は炎症を抑える作用がありますから、これが効いたものと考えられました。ここでさらに、鼻炎を抑え鼻の通りをよくする辛夷清肺湯《しんいせいはいとう》を加えて二週間ほど治療し、治癒しました。

私の経験では、このような症状の方の大半が副鼻腔炎を抱えているようで、顔の半分が重いとか眼の奥が痛いと訴えることが多いように思います。

症例4　耳鳴り

三三歳女性。キーンという高い音が頭の中でいつも鳴っているといいます。気づいたのは四、五年前だとのことです。耳鼻咽喉科にしばらく通院したのですが、特に異常はないとのことで、そこで漢方治療が開始されました。「高音の耳鳴りは水分代謝が悪いためだろう」ということで五苓散《ごれいさん》を処方されたところ、若干軽くなった程度で大きな効果がなく、次は「耳は腎の関連するところだから、腎の作用を改善する八味丸《はちみがん》がよいだろう」と処方されましたが、これも効果がありません。

確かに、どちらの意見も間違ってはいません。ただ、効果が出ていません。やがて私のところへ受診されたのですが、よく問診しますと、肩こりがひどいときに耳鳴りも大きいことがわかり、肩をほぐす葛根湯《かっこんとう》を五苓散に合わせて処方したところ、これが効きました。

そうはいっても、耳鳴りは治りにくいことが多く、なかなか一筋縄ではうまくいきません。

症例5　緊張すると手が思うように動かない

三二歳男性。この方は学校の先生なのですが、半年ほど前から、普段は何ともないのに、いざ授業になると緊張して字が書きにくいというのです。心療内科で書痙《しょけい》と診断され治療も受けています。

書痙というのは、人の見ているところで、あるいは重要な書類に字を書こうとすると、手が震えたり妙に力が入ったりしてうまく書けなくなるような病気です。いわゆる手や神経の病気と違うのは、普段はまったく何ともない点です。

さて、問診票を見てみますと、決して上手とはいえないまでも、字はきちんと書いてあります。家で書いてきたらしく、試しに診察中に名前を書いてもらうと、手が震え、字が乱れます。多分に精神的なもののようです。また、字が書きづらいときは手足が異様に冷たくなっているといいます。そこで、気の流れが悪くなって手足が冷たくなる状態を改善する四逆散《しぎゃくさん》を処方しました。この方にはこれが劇的に効いて、わずか数日で治ってしまいました。興味深いのは、普段便秘ではないのですが、四逆散を飲むと便が大量に何度も出たあと、おなかがすっきりとしたそうで、気がついてみると手のほうも治っていたというのです。

症例6　足がむずむずする

四二歳男性。毎夜就寝するとき、寝入りばなに両脚がぴくぴくとけいれんし、目が覚めてしまうといいます。ときに太腿の内側が痛くなったり、虫が這い回ったりするような感覚になるそうです。心療内科で「むずむず脚症候群」と診断され治療も受けていますが、芳しくありません。

むずむず脚症候群は原因不明の病気で、ほかの病気や強い精神的ストレスに随伴して起こることもよくあります。この方の場合は後者にあたり、会社でいじめのような状態に遭っていました。肝鬱と考えられ、四逆散を処方したところ頻度は減りました。また、出現する時間帯が就寝前にほぼ限定されていましたので、就寝前に**芍薬甘草湯**《しゃくやくかんぞうとう》を追加したところ、症状は出なくなりました。二週間後には四逆散を中止しましたが再発がないので、芍薬甘草湯のみとし、四か月ほどで治療を終了しました。

四逆散は芍薬甘草湯を基本骨格とする処方ですが、芍薬、甘草という二つの生薬には、筋肉のけいれんを抑え、痛みを止める作用があります。これが効いている間に、自然とけいれんが起こらない状態になっていったと考えられました。この他、**桂枝**《けいし》**加竜骨**《かりゅうこつ》**牡**《ぼ》**蛎湯**《れいとう》、**小建中湯**《しょうけんちゅうとう》なども用います。

症例7　冷え

冷えを訴える患者さんは漢方外来に非常に多いものです。若い女性の場合は、冬なのに短いスカートの方、夏ではカーディガンを羽織らざるをえないようなエアコンの効いたオフィスで働いている方などが比較的多く、前者は服装指導だけでかなり改善しますので、もともと医療の対象ではありません。後者も、環境を変えさえすれば治ります。これも本来は医療機関の仕事ではないように思います。

問題となるのは、いくら着込んでも身体が温まらないとか、布団に入っても身体が冷えたままで眠れない、などの場合です。現代医学的には、末梢血管の循環が不良だからとか、やせすぎていて筋肉が少なく、熱を産生できないからだといわれています。漢方でも、瘀血、気虚などのほか、表寒証、裏寒証などという表現で冷えを表します。

手足が冷える場合は**当帰《とうき》四逆加《しぎゃくか》呉茱萸《ごしゅゆ》生姜湯《しょうきょうとう》**、足腰が冷える場合は**八味丸**、おなかが冷えて下痢しやすい場合は**人参湯《にんじんとう》**、**真武湯《しんぶとう》**などをよく用います。

症例8　だるさ

だるさという訴えも多いものです。だるいという場合、甲状腺機能低下症、副腎皮質機能低下症などのホルモン異常、糖尿病、心不全、がんなどの身体的な病気や、うつ病などの精神的な病気が隠れていることも少なくありません。ですから、まずこれらのチェックを行います。それでも異常がない場合、漢方治療に専念することになります。もちろん、現代医学的に病気の治療を行いつつ、漢方を併用するのもよいと思います。以下、現代医学的な病気ではない場合の治療についてお話しします。

漢方的には、気虚が最も多く、これに湿が絡んでいるものもよく見かけます。中高年以降では腎気虚、腎陽虚なども見られます。気虚には**四君子湯**《しくんしとう》や**補中益気湯**《ほちゅうえっきとう》、腎虚には**八味丸**などをよく用います。

まとめ

不定愁訴には漢方がよい、とよく耳にされるでしょうが、現代医学でも治せないものは、漢方でも容易に治せるわけではありません。現代医学的に対処のしようがないので、漢方を用いるしかないということです。漢方は独特のアプローチをしますので、現代医学のレーダーには「異常なし」なので映らなくても、漢方的に診れば「気虚」だとか「血虚」などと、レーダーに捕捉することができるのです（もちろん逆の場合もあるはずです）。

また、不定愁訴と思われても、実は検査の仕方・方法の違いで異常を見つけられなかっただけという場合、愁訴が長引いている間に身体的な病気が出てくる場合など、いろいろあります。不定愁訴と侮ってはいけません。漢方を中心に置くのはよいけれども、漢方のみにしてしまってはいけないということです。どんな場合でも、現代医学の眼でもチェックしながら漢方治療を進めていくべきです。いわば、その比重が現代医学のほうへ傾いているのか、漢方のほうへなのか、うまくバランスを取りながら進めていけば、現時点における最良の治療ができると思います。

毎日漢方外来をやっていますと、患者さんは実にさまざまな症状を訴えられるものです。私は医師になって二〇年になりますが、教科書にも書いていないような症状、聞いたこともないような症状を訴える方に出会うたびに、「そんな症状があるのか！」と驚くこともいまだに少なくありません。特に携帯電話やインターネットなどの文明の利器に関わる症状も少なくありません。「歌は世に連れ、世は歌に連れ」という言葉があるように、症状も世に連れて変わっていくものかもしれませんが、いつの世も変わらない漢方で治せることも少なくありません。

〈付記〉漢方外来を受診なさる方へ

現在はいろいろな情報源によって、漢方医がどこにいるか、どこで漢方治療が受けられるのかを知ることができますが、そこへ行きさえすればあなたの望むような理想の漢方治療がすぐに受けられるとは限りません。次のことにぜひご留意いただきたいと思います。

① 漢方薬を処方するには診察が必要です

薬局で漢方薬を購入する場合は別として、医療機関で漢方薬を処方してもらうには、まず診察を受けることが必要です。

たとえば、いまだに次のようなケースがあります。電話をかけてきて、「漢方治療を受けたいが近くに適当な医療機関がない、症状をいうから、漢方薬（または処方箋）を送ってほしい」という遠方の方や、「本人（一度も診たことのない方）が受診できないので、家族の者が代理で行くから処方してほしい」という場合です。

わが国の法律では、無診察診療の禁止、すなわち患者さんをまったく診ずに薬を処方してはいけないということが定められています。医学的にもこれは当然のことですから、ご本人がまず診察をお受けになってください。

②診察にはゆとりをもって

どこの医療機関でも、漢方外来はすでに通院されている方の再診で満杯で、はじめて受診される（初診）場合は相当順番待ちになることが多いようです。そこで混雑を避け、待ち時間を短縮できるよう、予約制を採っているところが多いようです。お目当てのところがあれば、事前にまず電話などで確認されるとよいでしょう。

また、漢方の診察は独特な方法で行いますので、初診の方には時間がかかることが少なくありません。数十分、長くて一時間以上を診察にかける医師も中にはいます。当日は時間に余裕を持って受診することをおすすめします。

③保険診療には限界があります

わが国の保険診療では、全国どこの保険調剤薬局でも薬を受け取ることができるはずですが、実際に漢方薬を常備している薬局はそれほど多くはありません。

特に、煎じ薬で保険診療する場合、処方箋を受けてくれる薬局はほとんどないのが現状です。これは、煎じ薬（生薬）の管理が難しく、調剤にも相当の知識が必要で手間もかかり、その割に薬局の利益にほとんどならない、などの理由からなのでしょうが、私の勤務する東京・吉祥寺では、徒歩圏内には何と一軒しかありません。慶應大学病院（東京都新宿区）で診療していたときは、院内では煎じ薬を扱っていませんでしたので、すべて院外に処方箋を出していましたが、最寄りのところまで徒歩一〇分以上かかるありさまでした。東京のど真ん中でもこんな状態なのです。まして、地方ではもっと大変だろうと想像します。

また、保険診療で使える漢方薬、生薬の種類、一度に処方できる量などは決まっており、それを超える場合はすべて自費診療となることがあります。地区（保険者）によっても異なりますが、おおむね漢方エキス製剤では二種類までとなっています。生薬でも、人参や甘草などは保険適用ですが、冬虫夏草《とうちゅうかそう》や牛黄《ごおう》などは保険外です。

健康保険を取り扱っていない医療機関もあります。そのような医療機関では、すべて患者さんの自己負担となります。漢方の場合はこれが少なくありません。支払いの段になって高額な治療費を請求されて困る、ということは最近では少ないでしょうが、保険がきくかどうか必ず事前に確認してください。

④薬の処方は医師にお任せを

患者さんの中には「●●を薬局で購入して飲んでいるのですが、調子がよいのでそれを処方してください」とはじめからおっしゃる方もいます。あるいは「私には▲▲が合うと思いますから、それをください」という例もありました。医療機関は薬店ではないのです。薬を処方する医師にはそれ相応の責任が伴いますので、どの薬をどれだけ処方するかはすべて医師の裁量の範囲とされています。したがって、希望するものとは違う漢方薬を処方されることもあるかもしれませんが、いくら患者さんの希望が強くても、それをそのまま「はいそうですか」と処方するわけにはいかないのです。したがって、十分相談なさったあとは、最終的に医師の判断に任せてください。

⑤医師によって得意・不得意、方針の違いがあります

たとえば私はもともと内科医で、皮膚科や婦人科の医師ではありませんので、非専門分野の診療は得意ではありません。特に精神科分野は苦手です。内科以外の各科の専門的な診療が必要な場合、その科の専門医へ紹介し、併行して診療するか、あるいはその科を専門とする漢方医を紹介しています。同じことはほかの漢方医にもいえるでしょう。受診前に「こういう病気は診てもらえるのかどうか」と問い合わせるほうがよいでしょう。

また、いくら漢方治療を希望して受診しても、本文で述べたように「あなたの場合は漢方に頼っていてはいけません、現代医学で」と漢方薬を処方してもらえない場合があるかもしれません。

患者さんにとっては、複数の医療機関にかかったり、せっかく来たのにさらに別の医療機関に移るのは面倒でしょうが、医療者としてはなるべく最善の方法をすすめたいのです。どうぞご理解ください。

参考文献

〈書籍・雑誌など〉

入江祥史『はじめての漢方医学――漢方治療と漢方薬のはなし』創元社、二〇〇八
入江祥史『漢方・中医学講座 実践入門編』医歯薬出版、二〇〇九
入江祥史『漢方・中医学講座 基礎理論編』医歯薬出版、二〇〇七
入江祥史、加賀稔『漢方・中医学講座 鍼灸編――DVDで学ぶ鍼灸実技』医歯薬出版、二〇〇八
入江祥史『漢方・中医学講座 診断学編――DVDで学ぶ診察の実際』医歯薬出版、二〇〇九
入江祥史『漢方・中医学講座 治療編』医歯薬出版、二〇〇九
入江祥史・牧野利明『漢方・中医学講座 カラー版 臨床生薬学編――生薬の生産から臨床応用まで』医歯薬出版、二〇〇九
寺澤捷年『症例から学ぶ和漢診療学 第2版』医学書院、一九九八
花輪壽彦『漢方診療のレッスン』金原出版、一九九五
日本東洋医学会学術教育委員会編『専門医のための漢方医学テキスト』南江堂、二〇一〇
坂東正造『病名漢方治療の実際――山本巌の漢方医学と構造主義』メディカルユーコン、二〇〇二
平馬直樹ほか監修『日中共同編集 中医学の基礎』東洋学術出版社、一九九五
宋鷺冰・主編、柴崎瑛子訳『中医病因病機学』東洋学術出版社、一九九八
劉燕池ほか著、浅川要監訳『詳解・中医基礎理論』東洋学術出版社、一九九七
南京中医学院医経教研組編、石川秀実監訳『現代語訳 黄帝内経素問（上・中・下巻）』東洋学術出版社、一九九二〜一九九三
日本漢方協会学術部編『傷寒雑病論 三訂版』東洋学術出版社、二〇〇〇
劉渡舟著、勝田正泰ほか訳『中国傷寒論解説』東洋学術出版社、二〇〇一
長沢元夫『康治本傷寒論の研究 新版』健友館、一九九二
何任著、勝田正泰監訳『金匱要略解説』東洋学術出版社、一九九六
山口徹ほか編『今日の治療指針 2010年版』医学書院、二〇一〇
土方康世、世良田和幸監修『今日から実践 痛みの漢方治療』医歯薬出版、二〇〇九

竹原和彦『アトピー性皮膚炎 診療１００のポイント――治療ガイドラインに基づく標準治療の実践のために』南江堂、二〇〇二
三田哲郎『エキス剤を用いた皮膚病漢方診療――アトピー性皮膚炎と慢性皮膚疾患の漢方医学 第2版』医歯薬出版、一九九八
「中医臨床」編集部編『アトピー性皮膚炎の漢方治療』東洋学術出版社、一九九六
二宮文乃『図解・症例 皮膚疾患の漢方治療』源草社、二〇〇八
二宮文乃『図解・症例 アトピー性皮膚炎の漢方治療』源草社、二〇〇八
朱小南著、柴崎瑛子訳『症例から学ぶ中医婦人科――名医・朱小南の経験』東洋学術出版社、二〇〇四
日本東洋医学会ＥＢＭ特別委員会「漢方治療におけるエビデンスレポート」日本東洋医学雑誌五六巻ＥＢＭ別冊号、日本東洋医学会、二〇〇五
樋口輝彦編『最新うつ病のすべて』医歯薬出版、二〇一〇

〈論文・学会報告ほか〉

入江祥史「線維筋痛症に桂枝湯が奏功した2例」漢方研究四二〇号、四一〇～四一三、二〇〇六
松本美富士「線維筋痛症――概念と治療」日本内科学会雑誌九五巻、五一〇～五一五頁、二〇〇六
Wolfe F, et al. The American College of Rheumatology 1990 Criteria for classification of fibromyalgia. Report of the Multicenter Criteria Committee. Arthritis Rheum 33: 160-172, 1990.
黒野保三ほか「線維筋痛症の病態 治療に関する鍼灸医学的検討（第1報）――診断特異的圧痛点と経穴の相関」全日本鍼灸学会愛知地方会、二〇〇四
原敬二郎「線維筋痛症に麻杏薏甘湯が著効した一例」漢方研究四二九号、二七四～二七五、二〇〇七
佐藤泰昌ほか「漢方治療によりＱＯＬの著明な改善を認めた線維筋痛症の1例」痛みと漢方一七巻、六〇～六三頁、二〇〇七
Assefi NP, et al. A randomized clinical trial of acupuncture compared with sham acupuncture in fibromyalgia. Ann Intern Med 143: 10-19, 2005.

Mease PJ, et al. The efficacy and safety of milnacipran for treatment of fibromyalgia. A randomized, double-blind, placebo-controlled trial. J Rheumatol 36: 398-409, 2009.
Üçeyler N, et al. A systematic review on the effectiveness of treatment with antidepressants in fibromyalgia syndrome. Arthritis Rheum 59: 1279-1298, 2008.
Vincent C, et al. Detection of an Infectious Retrovirus, XMRV, in Blood Cells of Patients with Chronic Fatigue Syndrome. Science 326: 585-589, 2009.
Kobayashi H, et al. The effects of Hochu-ekki-to in patients with atopic dermatitis resistant to conventional treatment. Int J Tissue React 26: 113-117, 2004.
Kobayashi H, et al. Efficacy and Safety of a Traditional Herbal Medicine, Hochu-ekki-to in the Long-term Management of Kikyo (Delicate Constitution) Patients with Atopic Dermatitis: A 6-month, Multicenter, Double-blind, Randomized, Placebo-controlled Study. Evid Based Complement Alternat Med: Jan 31. 2008.
Guerrero-Bosagna CM, et al. Epigenetic transgenerational effects of endocrine disruptors on male reproduction. Semin Reprod Med. Sep: 403-408, 2009.
吉田英機ほか「乏精子症に対する補中益気湯の臨床的効果について」泌尿器科紀要三二巻、二九七〜三〇二頁、一九八六
古谷雄三ほか「特発性造精機能障害に対する漢方療法」泌尿器科紀要五〇巻、五四五〜五四八頁、二〇〇四
江頭洋祐ほか「気管支喘息に対する小青竜湯の臨床効果——多施設open trialによる評価」日本東洋医学雑誌四五巻、八五九〜八七六頁、一九九五
Egashira Y et al. A multicenter clinical trial of TJ-96 in patients with steroid-dependent bronchial asthma. Annal NY Acad Sci, 580-583, 1993.
入江祥史ほか「気管支喘息の漢方治療」日本内科学会内科専門医会誌一五巻、二七三〜二七九頁、二〇〇三
入江祥史「ベーチェット病の漢方診療」Medical Practice 二三巻、一五七頁、二〇〇六
入江祥史ほか「関節リウマチの漢方治療」日本内科学会内科専門医会誌一五巻、六〇一〜六〇六頁、二〇〇四
入江祥史ほか「ネフローゼ症候群の漢方治療」日本内科学会内科専門医会誌一六巻、二五八〜二六二頁、二〇〇四
Wang Z, et al. Beneficial effect of Bupleurum polysaccharides on autoimmune disease induced by Campylobacter jejuni in

BALB/c mice. J Ethnopharmacol 124: 481-487, 2009.

Sun Y, et al. Saikosaponin a inhibits the proliferation and activation of T cells through cell cycle arrest and induction of apoptosis. Int Immunopharmacol 9: 978-983, 2009.

Wong VK, et al. Mechanistic study of saikosaponin-d (Ssd) on suppression of murine T lymphocyte activation. J Cell Biochem 107: 303-315, 2009.

稲永和豊ほか「老年期認知障害の当帰芍薬散による治療効果」Progress in Medicine 一六巻、二九三〜三〇〇頁、一九九六

入江祥史ほか「老年性痴呆の漢方治療」日本内科学会内科専門医会誌 一五巻、四五〇〜四五五頁、二〇〇三

Terasawa K, et al. Choto-san in the treatment of vascular dementia: a double-blind, placebo controlled study. Phytomedicine 4: 15-22, 1997.

Suh H, Deng W, Gage FH. Signaling in adult neurogenesis. Annu Rev Cell Dev Biol 25, 253-275, 2009.

〈ウェブサイト〉

厚生労働省　http://www.mhlw.go.jp/

日本東洋医学会　http://www.jsom.or.jp/index.html

日本生薬学会　http://www.jsphcg.gr.jp

〈付録〉主な生薬の薬能

本書に登場した処方に含まれるものを中心に、よく使用される生薬をあげ、簡単な情報を記載しておきました。詳しくは生薬図鑑などの専門書をご参照ください。

また、これらの生薬の中には身近に存在するものもありますが、薬用とされるものは厳しい規定・検定に合格したものだけです。食品として青果店やスーパーで売ってあるものはともかく、ご自身で採取したものや、他人からもらったものを薬として服用することは、効果がないどころか危険なこともありますので、止めましょう。

〈以下は生薬名の五十音順で配列しました〉

生薬名	内容・主な作用	配合される主な処方
阿膠《あきょう》	ウマ科ロバの皮、骨などから採れる膠（ゼラチン）であり、血を補い、止血するなどの作用があります。血尿や女性の不正性器出血などの治療に用いられます。	猪苓湯・芎帰膠艾湯・炙甘草湯
威霊仙《いれいせん》	キンポウゲ科サキシマボタンヅル（クレマチス）の根の部分であり、湿を取り除き痛みを止めるなどの作用があります。神経痛、関節痛などの治療に用いられます。	二朮湯・疎経活血湯
茵陳蒿《いんちんこう》	カワラヨモギの花の部分であり、湿を取り除き黄疸を治すなどの作用があります。じんましんなどの治療に用いられます。	茵陳蒿湯・茵陳五苓散
茴香《ういきょう》	セリ科ウイキョウの果実で、身体を温めて痛みを止め、胃を整えるなどの作用があります。胃炎、胃潰瘍などの治療に用いられます。	安中散
烏《う》薬《やく》	クスノキ科テンダイウヤクの根の部分で、身体を温めて痛みを取るなどの作用があります。月経痛などの治療に用いられます。	芎帰調血飲
延《えん》胡《ご》索《さく》	ケシ科エンゴサクの塊茎で、血の流れを改善して痛みを止めるなどの作用があります。胃痛、月経痛などの治療に用いられます。	安中散

黄耆《おうぎ》	マメ科キバナオウギなどの根の部分で、気を補い、汗を止め、腫れを抑えて傷の治りを早めるなどの作用があります。疲労・虚弱、寝汗などの治療に用いられます。	補中益気湯・黄耆建中湯・防已黄耆湯
黄芩《おうごん》	シソ科コガネバナの根の部分で、熱を除き、イライラや炎症を抑えるなどの作用があります。胃炎、精神不安などの治療に用いられます。	黄連解毒湯・小柴胡湯
黄連《おうれん》	キンポウゲ科オウレンの根茎で、熱を除き、イライラや炎症を抑えるなどの作用があります。胃炎、精神不安などの治療に用いられます。	黄連解毒湯・黄連湯・柴陥湯
黄柏《おうばく》	ミカン科キハダの樹皮で、熱を除き炎症を抑えるなどの作用があります。胃炎、精神不安などの治療に用いられます。	黄連解毒湯・半夏白朮天麻湯
桜皮《おうひ》	バラ科ヤマザクラなどの樹皮で、咳を鎮め、湿疹やじんましんを改善するなどの作用があります。皮膚病全般の治療に用いられます。	十味敗毒湯・消風散（一部のメーカーのみ）
遠志《おんじ》	ヒメハギ科イトヒメハギの根の部分で、精神を安定させ、痰を鎮めるなどの作用があります。不眠、認知症などの治療に用いられます。	人参養栄湯・加味帰脾湯
艾葉《がいよう》	キク科ヨモギの葉で、温めて痛みを止め、止血するなどの作用があります。血尿、女性の不正性器出血などの治療に用いられます。	芎帰膠艾湯
何首烏《かしゅう》	タデ科ツルドクダミの塊根で、血を補い、かゆみを止めるなどの作用があります。乾燥性皮膚炎などの治療に用いられます。	当帰飲子
葛根《かっこん》	マメ科クズの根の部分で、発汗、解熱、筋肉の緊張を緩める作用などがあります。筋肉痛、感冒などの治療に用いられます。	葛根湯・升麻葛根湯・参蘇飲

滑石《かっせき》	ケイ酸アルミニウム＋二酸化ケイ素を主成分とする鉱物で、水分の循環をよくし、尿路や膀胱の炎症を抑え、下痢を止めるなどの作用があり、これらの治療に用いられます。	猪苓湯・五淋散・防風通聖散
栝楼根《かろこん》	ウリ科キカラスウリなどの根の部分で、胃を整え、乾きを潤すなどの作用があります。胃炎、感冒、気管支炎などの治療に用いられます。	柴胡桂枝乾姜湯・柴胡清肝湯
栝楼仁《かろにん》	ウリ科キカラスウリなどの種子で、熱を除き、痰を鎮めるなどの作用があります。胃炎、感冒、気管支炎などの治療に用いられます。	柴陥湯
乾姜《かんきょう》	ショウガ科ショウガの根茎を蒸して乾かしたもので、腹や肺を温め、痰を鎮めるなどの作用があります（生姜を参照のこと）。下痢、腸閉塞、気管支炎などの治療に用いられます。	人参湯・大建中湯・小青竜湯
甘草《かんぞう》	マメ科ウラルカンゾウなどの根の部分。生甘草・炙甘草があります。**生甘草**《しょうかんぞう》は甘草を乾燥させたもので、熱を除き、のどの痛みを止めるなどの作用があります。**炙甘**《しゃかん》**草**《ぞう》は生甘草を炒ったもので、消化を整え、痛みを止めたり、処方内でほかの生薬の調和をするなどの作用があります。さまざまな病気の治療に用いられます。	桔梗湯・麻杏甘石湯・四君子湯・芍薬甘草湯・桂枝湯
桔梗《ききょう》	キキョウ科キキョウの根の部分で、痰を鎮めて咳を止め、膿を出して腫れを抑えるなどの作用があります。扁桃炎、気管支炎などの治療に用いられます。	桔梗湯・排膿散及湯・十味敗毒湯
枳実《きじつ》	ミカン科ダイダイ（またはナツミカン）の未熟果実で、痰を鎮め、イライラを抑えるなどの作用があります。便秘、精神不安などの治療に用いられます。	大承気湯・通導散・四逆散

菊花《きっか》	キク科キクの花の部分で、頭痛や眼の疲れ、眼の炎症を抑える作用を持ち、片頭痛、高血圧などの治療に用いられます。	釣藤散
橘皮《きっぴ》	ミカン科ウンシュウミカンの果皮で、消化を整え、痰や咳を鎮めるなどの作用があります。特に新しいものを橘皮といいます（陳皮を参照）。消化不良、気管支炎などの治療に用いられます。	茯苓飲・平胃散・滋陰降火湯
羌活《きょうかつ》	ウコギ科ウドの根の部分で、関節を温めて痛みを抑えるなどの作用があり、関節痛、リウマチなどの治療に用いられます。	疎経活血湯・大防風湯・二朮湯
杏仁《きょうにん》	バラ科アンズ（またはホンアンズ）の種子で、咳を止め、腸を潤し便通をよくするなどの作用があります。便秘、感冒、気管支炎などの治療に用いられます。	麻黄湯・麻杏甘石湯・麻子仁丸
苦参《くじん》	マメ科クララの根の部分で、熱を除き、湿疹を抑えかゆみを取るなどの作用があります。皮膚病全般に用いられます。	三物黄芩湯・消風散
荊芥《けいがい》	シソ科ケイガイの花穂の部分であり、皮膚の炎症を抑え、かゆみを抑えるなどの作用があります。	荊芥連翹湯・消風散・当帰飲子
桂枝《けいし》	クスノキ科カツラの木の若枝で、身体を温めて発汗させ、痛みを止めるなどの作用があります。桂皮を参照。	（桂皮を参照）
桂皮《けいひ》	クスノキ科カツラの木の樹皮（シナモン）で、身体を温め、痛みを止め、血行を改善し、動悸を抑えるなどの作用があります。感冒、月経痛、胃痛、パニックなどの治療に用いられます。	桂枝湯・安中散・桂枝茯苓丸

膠飴《こうい》	米または小麦に麦芽を合わせてつくった飴で、消化を整え腹痛を止めるなどの作用があります。消化不良症、便秘、腸閉塞などの治療に用いられます。	小建中湯・大建中湯
紅花《こうか》	キク科ベニバナの管状花の部分で、血液循環をよくし、痛みを止めるなどの作用があります。打撲傷、月経痛などの治療に用いられます。	治頭瘡一方・通導散
粳米《こうべい》	イネ科イネから採った玄米で、唾液などの体液を増やし口渇を抑えるなどの作用があります。乾燥咳、ドライマウス、ドライアイなどの治療に用いられます。	麦門冬湯・白虎加人参湯
香附子《こうぶし》	カヤツリグサ科ハマスゲの根茎で、うつ気分を改善し、痛みを止めるなどの作用があります。感冒、精神不安、月経痛などの治療に用いられます。	香蘇散・女神散・滋陰至宝湯
厚朴《こうぼく》	モクレン科ホオノキの樹皮で、胃もたれ、吐き気、咳、イライラ感を抑えるなどの作用があります。胃炎、気管支喘息、不眠などの治療に用いられます。	半夏厚朴湯・大承気湯・麻子仁丸
高良姜《こうりょうきょう》	ショウガ科ハナミョウガの根茎で、腹を温めて痛みを止め、吐気を抑えるなどの作用があります。胃炎、胃潰瘍などの治療に用いられます。	安中散
牛膝《ごしつ》	ヒユ科ヒナタイノコズチの根の部分で、血液循環をよくし、尿を出させ、下半身の筋力を強化するなどの作用があります。腰痛、坐骨神経痛、膝関節痛などの治療に用いられます。	牛車腎気丸・疎経活血湯・大防風湯
呉茱萸《ごしゅゆ》	ミカン科ゴシュユの果実で、腹を温め、吐き気を抑え、痛みを止めるなどの作用があります。頭痛、月経不順、末梢循環不全などの治療に用いられます。	呉茱萸湯・温経湯・当帰四逆加呉茱萸生姜湯
牛蒡子《ごぼうし》	キク科ゴボウの果実で、皮膚の熱を冷まし、のどの痛みや咳・痰を止めるなどの作用があります。皮膚炎、気管支炎などの治療に用いられます。	柴胡清肝湯・消風散

胡麻《ごま》	ゴマ科ゴマの種子で、腎を補い、腸を潤して便通をよくする、皮膚の血行を改善するなどの作用があります。皮膚病・湿疹などの治療に用いられます。	消風散
五味子《ごみし》	マツブサ科チョウセンゴミシの果実で、咳を止め、下痢を止め、体液を産生促進するなどの作用があります。気管支炎、多汗症などの治療に用いられます。	小青竜湯・人参養栄湯・清暑益気湯
柴胡《さいこ》	セリ科ミシマサイコの根の部分で、炎症を抑え、ストレスを解除するなどの作用があります。感冒、気管支炎、膠原病などの治療に用いられます。	小柴胡湯・四逆散・補中益気湯
細辛《さいしん》	ウマノスズクサ科ウスバサイシン（またはケイリンサイシン）の根茎で、身体を温めるほか、痰を除去したり、痛みを取るなどの作用があります。感冒、神経痛などの治療に用いられます。	麻黄附子細辛湯・小青竜湯・当帰四逆加呉茱萸生姜湯
山樝子《さんざし》	バラ科サンザシの果実で、消化を助け、下痢を止めるなどの作用があります。	啓脾湯
山梔子《さんしし》	アカネ科クチナシの果実で、熱を除き、イライラを抑えるなどの作用があります。高血圧、不安、不眠、胃炎などの治療に用いられます。	黄連解毒湯・茵陳蒿湯・加味逍遙散
山茱萸《さんしゅゆ》	ミズキ科サンシュユの偽果の部分で、尿路からの出血を抑えるなどの作用があります。頻尿、血尿などの治療に用いられます。	六味丸・八味地黄丸（八味丸）
山椒《さんしょう》	ミカン科サンショウの果皮で、腹を温め、腹痛を止めるなどの作用があります。腸閉塞、消化不良症などの治療に用いられます。	大建中湯・当帰湯
酸棗仁《さんそうにん》	クロウメモドキ科サネブトナツメの種子で、精神を安定させ不眠を治すなどの作用があり、不安、不眠症などの治療に用いられます。	帰脾湯・酸棗仁湯

山薬《さんやく》	ヤマノイモ科ヤマノイモ（またはナガイモ）の根茎で、消化を助け、下痢を止め、肺を潤して咳を止めるなどの作用があります。消化不良、虚弱体質などの治療に用いられます。	啓脾湯・六味丸・八味地黄丸（八味丸）
地黄《じおう》	ゴマノハグサ科アカヤジオウ（またはカイケイジオウ）の根の部分。乾地黄・熟地黄があり、**乾地黄**《かんじおう》は地黄の根の部分を乾燥したもので、熱を除き、血液循環をよくするなどの作用があります。**熟地黄**《じゅくじおう》は乾地黄を酒で蒸したもので、血を補うなどの作用があります。貧血、皮膚の乾燥症などの治療に用いられます。	消風散・三物黄芩湯・四物湯・八味地黄丸（八味丸）
地骨皮《じこっぴ》	ナス科クコの根の部分で、肺や皮膚の熱を冷ますなどの作用があります。気管支炎、皮膚の乾燥症などの治療に用いられます。	滋陰至宝湯・清心蓮子飲
紫根《しこん》	ムラサキ科ムラサキの根の部分で、血行をよくし、排膿を促し、皮膚潰瘍などの治療に用いられます。	紫雲膏
蒺梨子《しつりし》	ハマビシ科ハマビシの果実で、ストレスを解除し、かゆみを抑えるなどの作用があります。皮膚のかゆみなどの治療に用いられます。	当帰飲子
芍薬《しゃくやく》	ボタン科シャクヤクの根の部分。赤芍・白芍があります。赤芍《せきしゃく》は芍薬の皮がついたままのもので、熱を除き、血液循環をよくし、痛みを止めるなどの作用があります。白芍《びゃくしゃく》は芍薬の皮を去ったもので、血を補い、筋肉の張りを抑えて痛みを止めるなどの作用があります。腹痛、筋肉痛、貧血、皮膚の乾燥症などの治療に用いられます。	桂枝茯苓丸・四物湯・四逆散・真武湯・芍薬甘草湯
車前子《しゃぜんし》	オオバコ科オオバコの種子で、熱を除き水分の循環をよくし、下痢を止めるなどの作用があります。頻尿、膀胱炎などの治療に用いられます。	五淋散・牛車腎気丸・竜胆瀉肝湯

縮砂《しゅくしゃ》	ショウガ科シュクシャの種子塊で、胃の機能を助け、痛みを止め、下痢を止めるなどの作用があります。胃炎などの治療に用いられます。	安中散・胃苓湯
生姜《しょうきょう》	ショウガ科ショウガの根茎を乾燥させたもので、腹部を温め、発汗させ、嘔気を止めるなどの作用があります（乾姜も参照）。嘔吐、腹痛、消化不良などの治療に用いられます。	桂枝湯・半夏厚朴湯・茯苓飲
小麦《しょうばく》	イネ科コムギの種子で、精神を安定させるなどの作用があります。不眠、パニックなどの治療に用いられます。	甘麦大棗湯
升麻《しょうま》	キンポウゲ科ショウマの根茎の部分で、気を引き上げたり、炎症を抑えるなどの作用があります。痔、低血圧、尿漏れなどの治療に用いられます。	升麻葛根湯・補中益気湯・乙字湯
辛夷《しんい》	モクレン科モクレンとその同族植物の蕾で、呼吸機能を高め、鼻の通りを改善するなどの作用があります。慢性鼻炎、花粉症などの治療に用いられます。	葛根湯加川芎辛夷・辛夷清肺湯
神麹《しんきく》	中国製は、小麦粉、麩、赤小豆、杏仁などを混ぜ、水を加えて数日間発酵させたもの、日本製は米を蒸して発酵させたもので、消化を助けるなどの作用があり、消化不良などの治療に用いられます。	半夏白朮天麻湯
石膏《せっこう》	硫酸カルシウムで、熱を除き、体液の産生を促すなどの作用があります。肺炎、関節炎、口渇などの治療に用いられます。	白虎加人参湯・麻杏甘石湯・越婢加朮湯
川芎《せんきゅう》	セリ科センキュウの根茎で、血液循環をよくし、痛みを止めるなどの作用があります。貧血、月経痛、頭痛などの治療に用いられます。	四物湯・葛根湯加川芎辛夷・治頭瘡一方

前胡《ぜんこ》	セリ科ノダケの根の部分で、痰を鎮め、咳を止め、のどの痛みを抑えるなどの作用があります。感冒、気管支炎などの治療に用いられます。	参蘇飲
川骨《せんこつ》	スイレン科コウホネの根茎で、血液循環と水分の循環をよくし、内出血を治すなどの作用があります。打撲傷などの治療に用いられます。	治打撲一方
蟬退《せんたい》	セミ（スジアカクマセミなど）の抜け殻で、眼やのどの炎症を抑え、皮膚のかゆみを取るなどの作用があります。皮膚炎全般、角膜炎、結膜炎などの治療によく用いられます。	消風散
蒼朮《そうじゅつ》	キク科ホソバオケラの根茎で、関節などの水分の循環をよくし、消化を整えるなどの作用があります。白朮《びゃくじゅつ》と混同されやすいのですが別物です（白朮を参照）。関節炎、神経痛などの治療に用いられます。	薏苡仁湯・桂枝加朮附湯・疎経活血湯
桑白皮《そうはくひ》	クワ科カラグワの根の皮の部分で、痰や咳を抑え、水分の循環をよくして腫れを抑えるなどの作用があります。気管支炎、気管支喘息などの治療に用いられます。	五虎湯・清肺湯
蘇木《そぼく》	マメ科スオウの樹木の中心部分で、血液循環をよくし、腫れを抑え、痛みを止めるなどの作用があります。子宮内膜症や打撲傷などの治療に用いられます。	通導散
蘇葉《そよう》	シソ科シソの葉の部分であり、皮膚を温め、軽く発汗させ、胃腸の機能を改善し、魚介類によるじんましんを抑えるなどの作用があります。感冒、不安などの治療にも用いられます。	半夏厚朴湯・香蘇散・九味檳榔湯
大黄《だいおう》	タデ科ダイオウの根茎で、便通をよくし、血行を改善するなどの作用があります。便秘、月経痛などの治療に用いられます。	大黄牡丹皮湯・通導散・茵陳蒿湯

大棗《たいそう》	クロウメモドキ科ナツメの果実で、消化を補い、精神を安定させるなどの作用があります。消化不良、不眠などの治療に用いられます。	小建中湯・甘麦大棗湯・桂枝湯
沢瀉《たくしゃ》	オモダカ科サジオモダカの塊茎（サトイモ）で、水分の循環をよくして尿を出すなどの作用があります。むくみ、腎炎、膀胱炎などの治療に用いられます。	五苓散・当帰芍薬散・半夏白朮天麻湯
竹茹《ちくじょ》	イネ科マダケの皮を剥いだもので、肺の熱を冷まし、痰や咳を鎮めるなどの作用があります。気管支炎、肺炎などの治療に用いられます。	竹茹温胆湯・清肺湯
知母《ちも》	ユリ科ハナスゲの根茎部分で、熱を除き体液の産生を促すなどの作用があります。不安、乾燥咳などの治療に用いられます。	白虎加人参湯・滋陰降火湯・酸棗仁湯
茶葉《ちゃよう》	ツバキ科チャの葉の部分で、いわゆる緑茶です。頭痛や眼の痛みを緩和し、痰を除き、利尿するなどの作用があります。頭痛の専門薬といってもよいでしょう。	川芎茶調散
丁字《ちょうじ》	フトモモ科チョウジノキの蕾（香辛料のクローブ）で、腹を温め、痛みを止めるなどの作用があります。腹痛、月経痛などの治療に用いられます。	女神散
釣藤鈎《ちょうとうこう》	アカネ科カギカズラの棘《とげ》の部分で、頭痛、耳鳴り、めまいなどを抑えるなどの作用があります。これら以外にも高血圧などの治療に用いられます。	釣藤散・抑肝散
猪苓《ちょれい》	サルノコシカケ科チョレイマイタケの菌核で、水分の循環をよくし、排尿などの作用があります。むくみ、腎炎、膀胱炎などの治療に用いられます。	五苓散・猪苓湯
陳皮《ちんぴ》	ミカン科ウンシュウミカンの果皮で、消化を整え、痰や咳を鎮めるなどの作用があります。特に古いものを陳皮といいます（橘皮を参照）。消化不良、気管支喘息などの治療に用いられます。	六君子湯・香蘇散・二陳湯

天南星《てんなんしょう》	サトイモ科テンナンショウの根茎で、痰を鎮めたり、神経麻痺を改善するなどの作用があります。気管支炎、関節炎などの治療に用いられます。	二朮湯
天麻《てんま》	ラン科オニノヤガラの塊茎で、頭痛やめまいを抑え、手足の痛みやしびれを止めるなどの作用があります。頭痛、脳卒中後の麻痺などの治療に用いられます。	半夏白朮天麻湯
天門冬《てんもんどう》	ユリ科クサスギカズラの根の部分で、肺を潤して痰を鎮め、腸を潤し便通をよくするなどの作用があります。気管支炎、肺炎などの治療に用いられます。	滋陰降火湯・清肺湯
冬瓜子《とうがし》	ウリ科トウガンの種子で、炎症を抑えて膿を出し、痰を鎮めるなどの作用があります。月経痛、卵巣嚢腫などの治療に用いられます。	大黄牡丹皮湯・腸癰湯
当帰《とうき》	セリ科トウキの根の部分で、血を補い、血液循環をよくし、痛みを止めるなどの作用があります。貧血、月経痛などの治療に用いられます。	四物湯・通導散・潤腸湯
桃仁《とうにん》	バラ科モモの種子で、血液循環をよくし、イライラを抑え、腸を潤し便通をよくするなどの作用があります。便秘、月経前緊張症、更年期障害などの治療に用いられます。	桂枝茯苓丸・桃核承気湯・潤腸湯
杜仲《とちゅう》	トチュウ科トチュウの樹皮で、下半身や腰を温め、その機能を強化したり、痛みを取るなどの作用があります。腰痛、関節リウマチなどの治療に用いられます。	大防風湯
独活《どっかつ》	ウコギ科ウドの根茎で、関節の水分代謝をよくし、痛みを止めるなどの作用があります。腰痛、関節リウマチなどの治療に用いられます。	大防風湯

人参《にんじん》	ウコギ科オタネニンジンの根の部分で、免疫機能を賦活し、体力を増進し、消化を補い、体液の産生を促し、精神を安定させるなどの作用があります。胃炎、消化不良、虚弱体質などの治療に用いられます。	人参湯・白虎加人参湯・帰脾湯
忍冬《にんどう》	スイカズラ科スイカズラの茎の部分で、熱を抑え、痛みを緩和したり、下痢を止めるなどの作用があります。化膿性皮膚炎などの治療に用いられます。	治頭瘡一方
貝母《ばいも》	ユリ科アミガサユリの鱗茎で、熱による痰を抑え、肺を潤して咳を止めるなどの作用があります。気管支炎、肺炎などの治療に用いられます。	清肺湯・滋陰至宝湯
麦芽《ばくが》	イネ科オオムギの発芽中の種子で、消化を整えるなどの作用があります。乳汁の分泌を抑える作用もあります。消化不良などの治療に用いられます。	半夏白朮天麻湯
麦門冬《ばくもんどう》	ユリ科ジャノヒゲの根の部分で、熱を除き、肺を潤して咳を止め、体液の産生を促し、便通をよくするなどの作用があります。気管支炎、のぼせ症などの治療に用いられます。	麦門冬湯・温経湯・釣藤散
薄荷《はっか》	シソ科ハッカの葉の部分（ミント）で、熱を冷まし、ストレスを緩和するなどの作用があります。精神不安、頭部の皮膚炎などの治療に用いられます。	加味逍遙散・荊芥連翹湯・清上防風湯
浜防風《はまぼうふう》	セリ科ハマボウフウの根の部分で、肺の熱を冷まし、痰を鎮め、口渇を抑えるなどの作用があります。気管支炎、皮膚病などの治療に用いられます。防風と間違えやすいのですが別物です。	十味敗毒湯・消風散（一部のメーカーのみ）
半夏《はんげ》	サトイモ科カラスビシャクの塊茎で、痰や咳を鎮め、吐き気を抑えるなどの作用があります。気管支炎、気管支喘息、胃炎などの治療に用いられます。	二陳湯・半夏瀉心湯・小柴胡湯

百合《びゃくごう》	ユリ科ユリの鱗茎（ユリ根）で、肺を潤し、咳を止めるなどの作用があります。気管支炎、慢性鼻炎などの治療に用いられます。	辛夷清肺湯
白芷《びゃくし》	セリ科ヨロイグサの根の部分で、温めて痛みを止め、排膿を促すなどの作用があります。神経痛、関節痛、慢性皮膚炎などの治療に用いられます。	清上防風湯・荊芥連翹湯・疎経活血湯
白朮《びゃくじゅつ》	キク科オケラ（またはオオバナオケラ）の根茎で、消化を整え、水分の循環をよくするなどの作用があります。胃炎、消化不良などの治療に用いられます。蒼朮《そうじゅつ》と混同されやすいのですが別物です（蒼朮を参照）。	四君子湯・防已黄耆湯・当帰芍薬散
枇杷葉《びわよう》	バラ科ビワの葉で、痰を鎮め、咳を止めるなどの作用があります。慢性鼻炎、気管支炎などの治療に用いられます。	辛夷清肺湯
檳榔子《びんろうじ》	ヤシ科ビンロウの種子で、排便を促し、水分の循環をよくし、寄生虫を殺虫するなどの効果があります。便秘、寄生虫感染症などの治療に用いられます。	九味檳榔湯・女神散
茯苓《ぶくりょう》	サルノコシカケ科マツホドの菌核で、水分の循環をよくし、消化を整えるなどの作用があります。胃炎、胃もたれ、むくみなどの治療に用いられます。	五苓散・四君子湯・半夏白朮天麻湯
附子《ぶし》	キンポウゲ科トリカブトの根（子根）を加熱処理したもので、身体を温め、痛みを止めるなどの作用があります。神経痛、関節痛などの治療に用いられます。	八味地黄丸（八味丸）・真武湯・麻黄附子細辛湯
防已《ぼうい》	ツヅラフジ科オオツヅラフジの蔓および根茎で、水分の循環をよくし、腫れを抑え、痛みを止めるなどの作用があります。むくみ、膝関節炎などの治療に用いられます。	防已黄耆湯・木防已湯・疎経活血湯

芒硝《ぼうしょう》	硫酸マグネシウムのこと。便通をよくするなどの作用があります。便秘の治療に用いられます。	大承気湯・調胃承気湯・通導散
防風《ぼうふう》	セリ科ボウフウの根の部分で、皮膚の湿疹を治し、かゆみや痛みを抑えるなどの作用があります。皮膚炎、気管支炎などの治療に用いられます。	荊芥連翹湯・大防風湯・当帰飲子
樸樕《ぼくそく》	ブナ科クヌギなどの樹皮で、皮膚の排膿を促すなどの作用があります。皮膚炎などの治療に用いられます。	十味敗毒湯・消風散（一部のメーカーのみ）
牡丹皮《ぼたんぴ》	ボタン科ボタンの根を取り巻く皮の部分で、熱を取り、血液循環をよくするなどの作用があります。月経痛、子宮筋腫などの治療に用いられます。	温経湯・桂枝茯苓丸・加味逍遙散
牡蛎《ぼれい》	イタボガキ科カキの貝殻で、精神を安定させるほか、炎症を抑えたり汗を止めるなどの作用があります。不安、不眠、多汗症などの治療に用いられます。	桂枝加竜骨牡蛎湯・柴胡桂枝乾姜湯・安中散
麻黄《まおう》	マオウ科マオウの茎の部分で、発汗作用、気管を広げ咳を止めるなどの作用があります。感冒、気管支炎、インフルエンザなどの治療に用いられます。	麻黄湯・麻黄附子細辛湯・越婢加朮湯
麻子仁《ましにん》	アサ科アサの果実を蒸したもので、腸を潤し便通をよくするなどの作用があります。便秘の治療に用いられます。	麻子仁丸・炙甘草湯
木通《もくつう》	アケビ科アケビの蔓茎で、水分の循環をよくし、腫れを抑えるなどの作用があります。むくみ、神経痛、関節炎などの治療に用いられます。	当帰四逆加呉茱萸生姜湯・通導散・竜胆瀉肝湯
木香《もっこう》	キク科モッコウの根の部分で、消化を整え、腹痛を止め、下痢を止めるなどの作用があります。消化不良症などの治療に用いられます。	帰脾湯・女神散・九味檳榔湯

益母草《やくもそう》	シソ科メハジキの全体を用いるもので、血液循環をよくし、水分の循環をよくするなどの作用があります。月経不順などの治療に用いられます。	芎帰調血飲
薏苡仁《よくいにん》	イネ科ハトムギの種子で、膿を出し、腫れを抑え、消化を整える、免疫力を増強させるなどの作用があります。関節炎、消化不良、いぼなどの治療に用いられます。	薏苡仁湯・桂枝茯苓丸加薏苡仁・麻杏薏甘湯
竜眼肉《りゅうがんにく》	ムクロジ科リュウガンの果肉で、精神安定作用があり、不安、不眠を改善するなどの作用があり、これらの治療に用いられます。	帰脾湯・加味帰脾湯
竜骨《りゅうこつ》	大型哺乳類動物の骨の化石で、精神安定作用があり、不安、不眠を改善するなどの作用があり、これらの治療に用いられます。	桂枝加竜骨牡蛎湯・柴胡加竜骨牡蛎湯
竜胆《りゅうたん》	リンドウ科トウリンドウなどの根茎で、熱を除き、イライラを抑えるなどの作用があります。各種炎症、不安症などの治療に用いられます。	竜胆瀉肝湯・疎経活血湯・立効散
連翹《れんぎょう》	モクセイ科レンギョウまたはシナレンギョウの果実で、熱を除き、炎症を抑えて腫れを引かせるなどの作用があります。皮膚炎、感冒などの治療に用いられます。	清上防風湯・荊芥連翹湯・十味敗毒湯
蓮肉《れんにく》	マスイレン科ハスの種子で、消化を整え、下痢を止めたり、精神を安定させるなどの作用があります。消化不良症、精神不安などの治療に用いられます。	啓脾湯・清心蓮子飲

索　引 ——（太字は生薬・薬剤名）

【あ】

【か】

栝楼仁《かろにん》 246
寒《かん》 42
肝《かん》 44、139
肝鬱《かんうつ》 139、161、178、229
乾姜《かんきょう》 246
乾地黄《かんじおう》 250
関節リウマチ（RA） 184
甘草《かんぞう》 51、52、246
甘草湯《かんぞうとう》 59
甘麦大棗湯《かんばくたいそうとう》 73
気《き》 39
気鬱《きうつ》 40
気管支喘息 171
気逆《きぎゃく》 40
気虚《ききょ》 40
桔梗《ききょう》 246
桔梗石膏《ききょうせっこう》 59、138
桔梗湯《ききょうとう》 59
枳実《きじつ》 246
気滞《きたい》 40
菊花《きっか》 247
橘皮《きっぴ》 247
帰脾湯《きひとう》 72
嗅覚障害 118
芎帰膠艾湯《きゅうききょうがいとう》 70、76、157
芎帰調血飲《きゅうきちょうけついん》 76
吸入ステロイド剤 172
虚《きょ》 41
羌活《きょうかつ》 247
杏仁《きょうにん》 247
筋疾患 69
苦参《くじん》 247
口の苦み 230
九味檳榔湯《くみびんろうとう》 66
荊芥《けいがい》 247
荊芥連翹湯《けいがいれんぎょうとう》 78
経穴《けいけつ》 93
桂枝《けいし》 247
桂枝加黄耆湯《けいしかおうぎとう》 80
桂枝加葛根湯《けいしかかっこんとう》 57
桂枝加芍薬大黄湯《けいしかしゃくやくだいおうとう》 64
桂枝加芍薬湯《けいしかしゃくやくとう》 64、77
桂枝加朮附湯《けいしかじゅつぶとう》 73、101
桂枝加竜骨牡蛎湯《けいしかりゅうこつぼれいとう》 72、167、232
桂枝加苓朮附湯《けいしかりょうじゅつぶとう》 73
桂枝湯《けいしとう》 57、64、72、73、77、80、101、174
桂枝人参湯《けいしにんじんとう》 69
桂枝茯苓丸《けいしぶくりょうがん》 75、95、158、160、164、208、223
桂枝茯苓丸加薏苡仁《けいしぶくりょうがんかよくいにん》 75
桂芍知母湯《けいしゃくちもとう》 73
桂皮《けいひ》 51、247
啓脾湯《けいひとう》 63、137
桂麻各半湯《けいまかくはんとう》 58
経絡《けいらく》 93
血《けつ》 39
血液疾患 70
血虚《けっきょ》 40
膠飴《こうい》 248
抗うつ剤 202
紅花《こうか》 248
口腔外科疾患 80
膠原病《こうげんびょう》 20、70、184
甲状腺刺激ホルモン 192
香蘇散《こうそさん》 73、80、142、211、230
黄帝内経《こうていだいけい》 92
香附子《こうぶし》 248

粳米《こうべい》 248
厚朴《こうぼく》 248
高良姜《こうりょうきょう》 248
呼吸器疾患 57
五虎湯《ごことう》 58
牛膝《ごしつ》 248
五積散《ごしゃくさん》 74
牛車腎気丸《ごしゃじんきがん》 68、75
呉茱萸《ごしゅゆ》 248
呉茱萸湯《ごしゅゆとう》 69
牛蒡子《ごぼうし》 248
胡麻《ごま》 249
五味子《ごみし》 249
五淋散《ごりんさん》 67
五苓散《ごれいさん》 63、67、78、79、113、231

【さ】

柴陥湯《さいかんとう》 59
柴胡《さいこ》 249
柴胡加竜骨牡蛎湯《さいこかりゅうこつぼれいとう》 61、72、167、195、208、230
柴胡桂枝乾姜湯《さいこけいしかんきょうとう》 60
柴胡桂枝湯《さいこけいしとう》 59、230
柴胡清肝湯《さいこせいかんとう》 77
柴芍六君子湯《さいしゃくりっくんしとう》 176
細辛《さいしん》 249
柴朴湯《さいぼくとう》 59、71、177、178、229
柴苓湯《さいれいとう》 67、71、102、191
三黄瀉心湯《さんおうしゃしんとう》 61
山査子《さんざし》 249
山梔子《さんしし》 249
山茱萸《さんしゅゆ》 249
三焦《さんしょう》 44
山椒《さんしょう》 249
酸棗仁《さんそうにん》 249
酸棗仁湯《さんそうにんとう》 72
産婦人科関連疾患 75
三物黄芩湯《さんもつおうごんとう》 79、138
山薬《さんやく》 250
滋陰降火湯《じいんこうかとう》 60
滋陰至宝湯《じいんしほうとう》 60
紫雲膏《しうんこう》 80
地黄《じおう》 250
歯科疾患 80
四逆散《しぎゃくさん》 65、139、231
四君子湯《しくんしとう》 63、70、135、145、166、223、234
自己抗体 186、192
地骨皮《じこっぴ》 250
自己免疫疾患 20、184
紫根《しこん》 250
梔子柏皮湯《ししはくひとう》 78
四診《ししん》 34
七物降下湯《しちもつこうかとう》 62
湿《しつ》 97
実《じつ》 41
蒺梨子《しつりし》 250
耳鼻咽喉科疾患 78
自費診療 238
四物湯《しもつとう》 62、67、70、75、76、79、137
炙甘草《しゃかんぞう》 246
炙甘草湯《しゃかんぞうとう》 62
芍薬《しゃくやく》 51、250
芍薬甘草湯《しゃくやくかんぞうとう》 69、102、232
車前子《しゃぜんし》 250
十全大補湯《じゅうぜんたいほとう》 70、81、113、137
十味敗毒湯《じゅうみはいどくとう》 79

熟地黄《じゅくじおう》 250
縮砂《しゅくしゃ》 251
循環器疾患 61
潤腸湯《じゅんちょうとう》 66
消化器疾患 63
小陥胸湯《しょうかんきょうとう》 60
生甘草《しょうかんぞう》 246
傷寒論《しょうかんろん》 101
生姜《しょうきょう》 51、251
小建中湯《しょうけんちゅうとう》 65、147、174、232
小柴胡湯《しょうさいことう》 59、67、71、72、178、230
小柴胡湯加桔梗石膏《しょうさいことうかききょうせっこう》 59
小青竜湯《しょうせいりゅうとう》 58、176、178
小腸 44
小児疾患 77
小麦《しょうばく》 251
小半夏加茯苓湯《しょうはんげかぶくりょうとう》 63
小半夏湯《しょうはんげとう》 63
消風散《しょうふうさん》 79、138、144
升麻《しょうま》 251
升麻葛根湯《しょうまかっこんとう》 77
生薬 50、237、244

書痙《しょけい》 231
心《しん》 44
腎《じん》 44
辛夷《しんい》 251
辛夷清肺湯《しんいせいはいとう》 78、125
神麹《しんきく》 251
鍼灸《しんきゅう》 103
神経疾患 69
参蘇飲《じんそいん》 61
神秘湯《しんぴとう》 58
真武湯《しんぶとう》 64、147、233
心包《しんぽう》 44
水《すい》 39
水滞《すいたい》 40
ステロイド 20、129、140、172、187
整形外科疾患 73
清上防風湯《せいじょうぼうふうとう》 78
清暑益気湯《せいしょえっきとう》 81
精神疾患 71
清心蓮子飲《せいしんれんしいん》 68
清肺湯《せいはいとう》 60、78
赤芍《せきしゃく》 250

石膏《せっこう》 251
切診《せっしん》 36
舌診《ぜっしん》 35
舌痛症《ぜっつうしょう》 229
線維筋痛症 87
川芎《せんきゅう》 251
川芎茶調散《せんきゅうちゃちょうさん》 70
前胡《ぜんこ》 252
川骨《せんこつ》 252
煎じ薬 52、237
蟬退《せんたい》 252
臓《ぞう》 43
相克《そうこく》 45
蒼朮《そうじゅつ》 252
相生《そうせい》 45
桑白皮《そうはくひ》 252
疎経活血湯《そけいかっけつとう》 74
蘇木《そぼく》 252
蘇葉《そよう》 252

【た】

大黄《だいおう》 53、252

大黄甘草湯《だいおうかんぞうとう》　66
大黄牡丹皮湯《だいおうぼたんぴとう》　76
大建中湯《だいけんちゅうとう》　64
大柴胡湯《だいさいことう》　61
大柴胡湯去大黄《だいさいことうきょだいおう》　61
大承気湯《だいじょうきとう》　66
大棗《たいそう》　51、253
代替医療　26
大腸　44
大防風湯《だいぼうふうとう》　75
沢瀉《たくしゃ》　253
タクロリムス軟膏　129
だるさ　233
胆《たん》　44
痰《たん》　99
男性不妊　163
竹筎《ちくじょ》　253
竹筎温胆湯《ちくじょうんたんとう》　60
治頭瘡一方《ぢずそういっぽう》　79
治打撲一方《ちだぼくいっぽう》　75
知母《ちも》　253
茶葉《ちゃよう》　253
調胃承気湯《ちょういじょうきとう》　66、76
丁字《ちょうじ》　253
釣藤鈎《ちょうとうこう》　253
釣藤散《ちょうとうさん》　62、122
腸癰湯《ちょうようとう》　76
猪苓《ちょれい》　253
猪苓湯《ちょれいとう》　67、115、145
猪苓湯合四物湯《ちょれいとうごうしもつとう》　67
陳皮《ちんぴ》　253
通導散《つうどうさん》　75
津液《しんえき》　39
天南星《てんなんしょう》　254
天麻《てんま》　254
天門冬《てんもんどう》　254
桃核承気湯《とうかくじょうきとう》　66、76、158、160、218
冬瓜子《とうがし》　254
当帰《とうき》　254
当帰飲子《とうきいんし》　79、134、138
当帰建中湯《とうきけんちゅうとう》　65、77
当帰四逆加呉茱萸生姜湯《とうきしぎゃくかごしゅゆしょうきょうとう》　77、102、233
当帰芍薬散《とうきしゃくやくさん》　76、154、191、204、221
当帰湯《とうきとう》　62
桃仁《とうにん》　254
杜仲《とちゅう》　254
独活《どっかつ》　254

【な】

内分泌（代謝）疾患　20、69
二朮湯《にじゅつとう》　74
二陳湯《にちんとう》　63、100、147
女神散《にょしんさん》　73
人参《にんじん》　255
人参湯《にんじんとう》　64、69、155、165、233
人参養栄湯《にんじんようえいとう》　70、81、223
認知症　214
忍冬《にんどう》　255
熱《ねつ》　42

【は】

肺《はい》　44
梅核気《ばいかくき》　229
排膿散及湯《はいのうさんきゅうとう》　80
貝母《ばいも》　255
麦芽《ばくが》　255

【ま】

脈診　36
むずむず脚症候群　232
免疫異常　185
木通《もくつう》　257
木防已湯《もくぼういとう》　62
木香《もっこう》　257
問診　36

【や】

益母草《やくもそう》　258
陽《よう》　43
薏苡仁《よくいにん》　258
薏苡仁湯《よくいにんとう》　74
抑肝散《よくかんさん》　71、102
抑肝散加陳皮半夏《よくかんさんかちんぴはんげ》　72

【ら】

裏《り》　42
六君子湯《りっくんしとう》　63、100、137、142、166
立効散《りっこうさん》　80
竜眼肉《りゅうがんにく》　258
竜骨《りゅうこつ》　258
竜胆《りゅうたん》　258
竜胆瀉肝湯《りゅうたんしゃかんとう》　67、166
苓甘姜味辛夏仁湯《りょうかんきょうみしんげにんとう》　58、176
苓姜朮甘湯《りょうきょうじゅつかんとう》　68
苓桂朮甘湯《りょうけいじゅつかんとう》　71
連翹《れんぎょう》　258
蓮肉《れんにく》　258
六味丸《ろくみがん》　68

あとがき

現代西洋医学で治療は無理と判定された病気や症状を抱えていても、あなたにはまだ試すべき方法が残っています。そのひとつが漢方です。あなたはとにかく漢方にたどりつきました。よくぞ本書を手に取ってくださったと私は思います。

現代西洋医学の眼には病気の成り立ちやその治療への道筋がまったく映らなくても、まったく別の視点から病気にアプローチする漢方の眼には、それが手に取るように見える場合だってあるのです。

しかし、本文中で何度も触れましたが、漢方治療にも問題は当然あります。漢方なら大丈夫というわけではありません。漢方は決して「夢の治療法」ではありません。漢方は現代医学を異なる立場から補完する医学です。

この本で、漢方が病気をどうとらえどのように治していくのか、漢方治療の実際について理解され、納得がいったならば、しかるべき漢方医のもとを受診してください。そして、過剰な期待はせずに、しかし希望は捨てずに、漢方医とともに淡々と治療に臨んでください。

最後になりますが、編集をご担当いただいた創元社編集部の松浦利彦氏をはじめ、本書の出版に携わってくださったすべての方々、私を漢方医として育ててくださった患者の皆様、諸先生方、そして執筆を支えてくれた家族に心より感謝申し上げます。

二〇一〇年七月

著　者

著者略歴

入江祥史（いりえ・よしふみ）

一九六五年長崎県生まれ。大阪大学医学部医学科卒業、大阪大学大学院医学研究科博士課程修了（医学博士）。大阪大学医学部付属病院医員（内分泌代謝内科）、ハーバード大学医学部生理化学センター客員研究員、慶應義塾大学医学部東洋医学講座特別研究助手、慶應義塾大学病院漢方クリニック医長、慶應義塾大学医学部漢方医学センター非常勤講師などを経て現在、証クリニック吉祥寺院長。日本東洋医学会認定漢方専門医。著書に『はじめての漢方医学』（創元社）、『漢方・中医学講座』シリーズ（全六巻、医歯薬出版）、『絵でわかる漢方医学』（講談社サイエンティフィク）がある。

治《なお》りにくい病気《びょうき》の漢方治療《かんぽうちりょう》
──アトピー・不妊症《ふにんしょう》・喘息《ぜんそく》から不定愁訴《ふていしゅうそ》まで

二〇一〇年九月一〇日　第一版第一刷発行

著者　入江祥史
発行者　矢部敬一
発行所　株式会社　創元社
〈本　社〉〒五四一-〇〇四七
大阪市中央区淡路町四-三-六
電話（〇六）六二三一-九〇一〇㈹
〈東京支店〉〒一六二-〇八二五
東京都新宿区神楽坂四-三　煉瓦塔ビル
電話（〇三）三二六九-一〇五一㈹
〈ホームページ〉http://www.sogensha.co.jp/
印刷　寿印刷　組版　はあどわあく

ISBN978-4-422-41080-7 C0047

健保適用エキス剤による

漢方診療ハンドブック

桑木崇秀著　健保適用によりエキス方剤の使用は普及したが、漢方独自の治療原則を無視しては効果をあげられない。漢方剤による治療に絶対必要不可欠の知識を現代医学の医師にもすぐ判るように解説した治療必携。

B6判上製・420頁・2800円

漢方の心身医学

相見三郎著　もともと心身一元の立場に立つ東洋医学は西洋医学で問題の心身症をいかに扱ってきたか。心身症に関する古今の文献を渉猟し、豊富な古典の論説と治験を縦横に引用して解説した名著の再刊。

B6判上製・300頁・2600円

治験例を主とした

針灸治療の実際（上・下巻）

代田文誌著　日本針灸界の泰斗と仰がれた著者の四十余年にわたる貴重な治療五七〇例を各科疾患別に分類、体系的に編集解説した比類なき針灸治療臨床教程。上巻に経穴図、下巻に十四経絡図解と総索引を付す。

A5判上製・各700頁・各9500円

世界を変えた薬用植物

N・テイラー著、難波恒雄・難波洋子訳　近代科学薬品の開発も元は古代の人々の謙虚に聴きとった大地のささやきに由来する。近代薬品の古代から現代までの発見、研究、普及を語る薬草文化史。

B6判上製・470頁・4000円

漢方医学十講【POD版】

細野史郎著　傷寒論の骨格を成す三陽三陰の六病期の推移の実態と、それに対応する主要薬方を薬理中心に解説。広く古方・後世方も包含して臨床応用の諸問題にわたった名講義。

A5判並製・422頁・6800円

漢方治療の方証吟味【POD版】

細野史郎編著　病気別・症状別に項目を立て、何の薬をいかに投与したかを対話形式で紹介、見解を述べる。内科全般以外に神経系、婦人科系、皮膚科系、膠原病系まで幅広い。

B6判並製・736頁・7500円

類聚方広義解説【POD版】

藤平健主講、藤門医林会編　『傷寒論』『金匱要略』の二大古典の解説・応用書として広く流布してきた『類聚方広義』の原文すべてを訓読し、精緻な語注、現代語による解などを施した労作。

A5判並製・822頁・18000円

勿誤薬室「方函」「口訣」釈義【POD版】

長谷川弥人著　近世日本漢方の総括者たる浅田宗伯の薬方の粋を集めた「勿誤薬室方函」と「口訣」を一書に合わせ、多くを追補し、精細な注釈を施し、補注その他を完備した決定版。

A5判並製・890頁・18000円

漢方と現代医学と【POD版】

緒方玄芳著　西洋医学から漢方医学へと転じ、両医学の長所をたくみに生かして漢方診療を行った著者の、比較研究と臨床経験を克明に報告して診断・治療に資する。

B6判並製・314頁・4000円

漢方医語辞典【POD版】

西山英雄編著　初心者のために漢方で使う言葉二七五〇語を集めて五十音順に配列、ごく簡潔にその意味を記したもの。孔版で私家版として作成したものを需要に応じてそのまま復刻。

B5判並製・362頁・7000円

●POD版　本を複写で復刊するオンデマンド版のこと。貴重本の復刻が目的ですので、印刷精度はやや落ちます。予めご了承下さい。

＊価格には消費税は含まれていません。

東洋医学とともに【POD版】

大塚敬節著　西洋医学より転じて三十数年、漢方医界の第一人者となった著者が、折にふれて書き綴ってきた珠玉の随筆集。理論的解説書でなく、漢方の世界の微妙な綾や心が行間にあふれる。

B6判並製・268頁・3800円

万病回春解説【POD版】

松田邦夫著　近代漢方が確立したころ、中国から浩瀚な医学全書が到来したが、その一つが『万病回春』で千近い薬方を収載している。本書は斯学の権威がこれを丁寧に解説した待望の書。

A5判並製・1072頁・20000円

指圧療法【POD版】

増永静人著　指圧の原理、治効作用、意義、東洋医学で占める位置等、問題の本質を追求する立場で指圧療法の意義を解明。「指圧療法の現況と沿革」「指圧の理論と技術、治療の実際」「指圧の医学的課題」の三部構成。

A5判並製・250頁・3200円

自然治癒力を活かせ【POD版】

小倉重成著　生命本来の自然良能が医薬に支えられて、病気を克服する。その力を発揮する道を、精神・姿勢・呼吸・食事・鍛練・環境等の各面より具体的に説き、豊富な治験例と患者の手記を公開。

四六判並製・368頁・4800円

自分でできる慢性痛のセルフコントロール

E・M・カタラノほか著、河野友信監訳　心と痛み、ストレスと痛みの関係に着目し、身体の内側から痛みに向き合う画期的な慢性痛セルフコントロール法。ペインコントロールの先進国アメリカで開発された最新技法を紹介。

A5判並製・312頁・2300円

マッサージ・バイブル

L・リデル著、小原仁監訳　恋人、夫婦、妊婦、赤ちゃん、高齢者まで、基礎知識としての解剖学、体型によるボディ・リーディングの方法などを平易に図解。心とからだのふれあいを重視したタッチ・セラピーの決定版。

B5判変形並製・192頁・2400円

ぜんそくがよくならない人が読む本

宮武明彦・藤田きみゑ著　喘息がおきるメカニズムや症状、薬の種類や効果、最新の治療内容のほか、喘息患者の「駆け込み寺」として大阪心斎橋で活動を続ける宮武内科の取り組みを紹介。

四六判並製・240頁・1200円

幸せはガンがくれた

川竹文夫著　『人間はなぜ治るのか』は、ガンの自然退縮を本格的に取材して放送した番組。この番組を元に「ガンは治る。治す力はあなた自身の中にある」という本書のメッセージを送る。

四六判並製・330頁・1500円

がんのセルフコントロール

C・サイモントンほか著、近藤裕監訳　がん患者への心理療法について、がんの心身医学面から、リラックス法とイメージ法を用いた治療の実際。死の恐怖の克服や家族の援助問題についても解説。

B6判上製・380頁・3000円

うつ病の治療ポイント

平井孝男著　事例を多く取りあげ、治療者と患者のやりとりを逐語録で示すなど、分かりやすさに重点を置きながら懇切丁寧に解説。薬やうつ病の長期化への予防と対策についても詳述。

四六判並製・384頁・2000円

●POD版　本を複写で復刊するオンデマンド版のこと。貴重本の復刻が目的ですので、印刷精度はやや落ちます。予めご了承下さい。

＊価格には消費税は含まれていません。